JN025604

川畑直人・大島剛・郷式徹［監修］
公認心理師の基本を学ぶテキスト

10

神経・生理心理学

脳から心を理解する

中島恵子・矢島潤平［編著］

ミネルヴァ書房

公認心理師の基本を学ぶテキスト
監修者の言葉

　本シリーズは，公認心理師養成カリキュラムのうち，大学における必要な科目（実習・演習は除く）に対応した教科書のシリーズです。カリキュラム等に定められた公認心理師の立場や役割を踏まえながら，これまでに積み上げられてきた心理学の知見が，現場で生かされることを，最大の目標として監修しています。その目標を達成するために，スタンダードな内容をおさえつつも，次のような点を大切にしています。

　第一に，心理学概論，臨床心理学概論をはじめ，シリーズ全体にわたって記述される内容が，心理学諸領域の専門知識の羅列ではなく，公認心理師の実践を中軸として，有機的に配列され，相互連関が浮き出るように工夫しています。

　第二に，基礎心理学の諸領域については，スタンダードな内容を押さえつつも，その内容が公認心理師の実践とどのように関係するのか，学部生でも意識できるように，日常の生活経験や，実践事例のエピソードと関連する記述を積極的に取り入れています。

　第三に，研究法，統計法，実験等に関する巻では，研究のための研究ではなく，将来，公認心理師として直面する諸課題に対して，主体的にその解決を模索できるように，研究の視点をもって実践できる心理専門職の育成を目指しています。そのために，調査や質的研究法の理解にも力を入れています。

　第四に，心理アセスメント，心理支援をはじめとする実践領域については，理論や技法の羅列に終わるのではなく，生物・心理・社会の諸次元を含むトータルな人間存在に，一人の人間としてかかわる専門職の実感を伝えるように努力しています。また，既存の資格の特定の立場に偏ることなく，普遍性を持った心理専門資格の基盤を確立するよう努力しています。さらに，従来からある「心理職は自分の仕事を聖域化・密室化する」という批判を乗り越えるべく，多職種連携，地域連携を視野に入れた解説に力を入れています。

第五に，保健医療，福祉，教育，司法・犯罪，産業といった分野に関連する心理学や，関係行政の巻では，各分野の紹介にとどまるのではなく，それぞれの分野で活動する公認心理師の姿がどのようなものになるのか，将来予測も含めて提示するように努力しています。

　最後に，医学に関連する巻では，心理職が共有すべき医学的知識を紹介するだけでなく，医療領域で公認心理師が果たすべき役割を，可能性も含めて具体的に例示しています。それによって，チーム医療における公認心理師の立ち位置，医師との連携のあり方など，医療における心理職の活動がイメージできるよう工夫しています。

　心理職の仕事には，①プロティアン（状況に応じて仕事の形式は柔軟に変わる），②ニッチ（既存の枠組みではうまくいかない，隙間に生じるニーズに対応する），③ユビキタス（心を持つ人間が存在する限り，いかなる場所でもニーズが生じうる），という３要素があると考えられます。別の言い方をすると，心理専門職の仕事は，特定の実務内容を型通りに反復するものではなく，あらゆる状況において探索心を持ちながら，臨機応変に対処できること，そのために，心理学的に物事を観察し理解する視点を内在化していることが専門性の核になると考えます。そうした視点の内在化には，机上の学習経験と「泥臭い」現場の実践との往還が不可欠であり，本シリーズにおいては，公認心理師カリキュラムの全科目において，学部生の段階からそうした方向性を意識していただきたいと思っています。

　公認心理師の実像は，これから発展していく未来志向的な段階にあると思います。本シリーズでは，その点を意識し，監修者，各巻の編集者，執筆者間での活発な意見交換を行っています。読者の皆様には，各巻で得られる知識をもとに，将来目指す公認心理師のイメージを，想像力を使って膨らませていただきたいと思います。

　2019年2月

監修者　川畑直人・大島　剛・郷式　徹

目　次

第Ⅰ部　脳神経の構造と機能

第Ⅲ部 高次脳機能障害と必要な支援

序　章　　神経・生理心理学とは

中 島 恵 子・矢 島 潤 平

1　神経心理学とは

　神経心理学（Neuropsychology）とは，神経学・神経科学と心理学の認知機能（注意・記憶・遂行機能など）・精神機能（感情・意欲・情動など）の関係を検討する学問である。私たちは，日々様々な情報を，感覚器（視覚・聴覚・触覚・味覚・嗅覚・体性感覚）を通して知覚し，知覚した情報を認識し，その情報を脳内で処理，または，分析・貯蔵し，必要なときに情報を取り出して適切な行動に生かしていく機能を有している。このような機能を認知機能という。突然の事故や病気などによって，脳の認知機能が後天的に損傷を負った状態を「認知機能障害」という。

　2004年，厚生労働省は行政上の診断名として，認知機能障害を**高次脳機能障害**と命名した。高次脳機能障害とは認知機能障害の総称であり，失語症・失行症・失認症に代表される脳の損傷部位が明確な大脳の巣症状（大脳半球の一部が障害されることにより生じる症状）と，交通事故などの脳外傷の後遺症として挙げられる，注意障害・記憶障害・遂行機能障害・社会的行動障害をいう。高次脳機能障害は，脳血管障害・脳外傷・脳炎・脳症などの後遺症とみられる器質性の脳神経疾患である。そのため，身体障害，受傷または発症以前から有する症状，先天性疾患，周産期における脳損傷，発達障害，進行性疾患による脳障害は除外されている。ゆえに，高次脳機能障害の特徴である，①外見から高

1

次脳機能障害であることがわかりにくいこと，②高次脳機能障害をもつ人が自分の障害を自覚しにくいこと，③高次脳機能障害がある特定の状況や場面にしか現れないことなどが，それまで医療・福祉・行政において見過ごされる原因となっていた。

　歴史的には，1861年，ブローカ（Broca, P.）が左前頭葉下部（ブローカ野）に発語の機能があることを発見し，左半球と言語機能の関係を示唆した。1874年，ウェルニッケ（Wernicke, C.）は左半球の聴覚野ブローカ野を囲む領域に言語理解の機能があることを発見した。その後，脳の特定領域が特定の機能を司るという機能局在論や，それらが結びつくことによって脳全体が機能する全体論（皮質連合）が成立する。これらの考え方は今日の神経心理学の基となっている。

　日本では，1977年に日本高次脳機能障害学会（日本失語症学会から名称変更），1978年に日本神経心理学会が設立された。また，コンピュータ断層撮影（computed tomography：CT）により脳内部構造を画像として構成する技術が発展したことで，脳の損傷部位や領域が視覚的に診断できるようになった。コンピューターを用いたX線断層撮影技術を開発したハウンズフィールド（Hounsfield, G.）とコーマック（Cormack, A.）の登場は，脳の損傷部位や領域から特定の機能の判別を可能にした。その後，MRIなどのより詳細な脳機能の特定が可能となる様々な**脳画像診断**へと発展する。

　1940〜1960年代に代表される研究者，ルリア（Luria, A.），ザングウィル（Zangwill, O. L.），ゴールドシュタイン（Goldstein, K.）らの理論は，脳損傷後の機能回復の根底にある臨床的概念や現象の解明に多大な貢献をした。1970年代から高次脳機能障害の認知リハビリテーションという用語が使用され始めた。21世紀に入ってからは，厚生労働省が2001年から推進した「高次脳機能障害支援モデル事業」により，後天的に脳に損傷を負った高次脳機能障害の人たちのリハビリテーションが求められるようになり，高次脳機能障害支援の発展につながった。

　認知リハビリテーションを行う際に，①歴史上の諸家の理論，②近代の脳科

学の知見，③脳画像診断による病変部位の特定，④疾患の特徴などを知っておくことは，当事者にとっては自分の高次大脳機能の状態を理解することにつながり，治療者にとっては患者の脳に何が起こっているかがわかりやすくなる。治療者は，脳画像診断により病変部位から予測可能な神経心理学的障害や症候群を見立て（③），神経心理学的面接により障害や症候群がどのような脳機能に影響を及ぼすかを把握し（④），神経心理学的検査によりその障害や症候群がどの程度のものかを評価する。これらの評価結果から，残存機能と機能低下それぞれに対して構造的に認知リハビリテーションプログラムを作成し，残存機能を生かし，機能低下を回復させるための段階的アプローチを行う。認知リハビリテーションの作成には，検査結果にもとづく治療仮説が必要であり，その仮説には歴史上の理論（①）や脳科学の知見（②）などによる裏づけが必要である。治療者は，自分がどのような治療を行うのかを明確に理解しなければならない。

　脳の損傷により現れる症状は，損傷された部位や領域の機能低下によるものだけではない。脳内では，脳の損傷を代償しようとする働きや損傷された領域の近接領域や対側半球の働きが起こる。背景として，脳内の機能編成や，個体特性（気質・性格・発達など）と高次脳機能障害をもつ人を取り巻く物理的・人的・社会的・文化的環境要因による影響もある。

　2017年，公認心理師を国家資格として定める公認心理師法が施行されたことに伴い，大学および大学院教育の公認心理師養成カリキュラムに選択必須科目として「神経・生理心理学」が認定された。公認心理師法第2条には，公認心理師の業務として，「一，心理に関する支援を要する者の心理状態を観察し，その結果を分析すること。二，心理に関する支援を要する者に対し，その心理に関する相談に応じ，助言，指導その他の援助を行うこと。三，心理に関する支援を要する者の関係者に対し，その相談に応じ，助言，指導その他の援助を行うこと。四，心の健康に関する知識の普及を図るための教育及び情報の提供を行うこと」とある。法にも示されている通り，公認心理師の実際の業務としては，神経心理学的検査，臨床心理学的検査，認知リハビリテーション，心理

療法（認知行動療法など），カウンセリングなど広範囲な専門的スキルが求められる。

2 生理心理学とは

生理心理学（Physiological Psychology）とは，生物における行動の仕組みや感情の動きについて生理学的指標を用いて検証する学問である。

生理心理学の歴史的起源については，諸説みられるが，ヴント（Wundt, W.）の出版した『生理学的心理学綱要』（1874）が出発点とされている。実験心理学の父とも呼ばれるヴントは，刺激に対する感情反応として呼吸や脈拍を測定したことで知られている。

生理心理学の研究方法は，動物実験からヒトを対象とした研究まで様々に実施されている。初期には，脳の局所刺激法や損傷法と呼ばれる動物を対象にした研究報告がみられる。これらの研究は，動物の脳の様々な部位（視床下部，海馬など）に電流を流す電気的刺激による，行動パターンの変化を観察することで脳の機能を明らかにしている。加えて，外科的手術等によって脳の各部位を切除することでどのような行動が出現するかなど，**生理学的メカニズムの解明**を目的に実施されていた。また，精神薬理学の分野では，脳内の神経伝達物質に作用する薬物の投与による行動観察などが実施されている。こうした研究成果によって，脳の各部位の機能や働きなどが徐々に明らかにされてきた（第Ⅰ部参照）。一方で，侵襲性の高い研究方法は，現在では禁止されているロボトミー手術などを除いて，倫理的な観点からもヒトを対象にした研究はできなかった。

ヒトを対象とした研究では，**非侵襲的記録法**を用いた研究が行われている。最も著名な研究としては，1929年のベルガー（Berger, H.）による脳波の測定が挙げられる。脳波測定は，現在でもてんかんや睡眠障害等の検査に用いられている。それを皮切りに，心臓の活動（心電図），精神性発汗（皮膚電気活動），心拍，血圧など一般の人もよく知る指標も測定されるようになった。近年では，

テクノロジー技術の進展によって，脳画像を記録できる fMRI, NIRS, PET などの機器を用いた研究も実施されている。そして，エイダー（Ader, R.）の示した**精神神経内分泌免疫学的アプローチ**では，唾液を試料とするコルチゾールや s-IgA なども用いられている。最近では，実験室にとどまらず，ウェアラブル機器等の開発によって，実生活での測定も積極的に実施されている。以上のように，ヒトの心身の変調について，多角的に生理学的情報を得ることが可能となり，心身のメカニズムの解明が進むことが期待されている。

　ところで，ヒトの生理学的反応を測定する意義は何であろうか。

　私たちは，外界からの情報を認知した結果として，心身に何らかの変調を生じる。たとえば，難しい課題が呈示されたら，それに対応するために，考えを巡らせたり（悩む，やる気がでる，落ち込むなど），行動をしたり（参考書を読む，友だちと話をする，眠る）と様々な反応が生じる。こうした心身の変調が生じる過程において，脳（中枢神経系）や臓器をはじめとした様々な生体内の制御機能（消化器系・心血管系・筋骨格系など）が互いに調節し働いている。この生体内の制御機能の作用を**生理学的反応**としてとらえることが，生理心理学の役割の一つである。すなわち，ヒトの心身の変調について特定の生理学的指標の変化をとらえることで，その指標の反映する生体内の制御機能の働きが説明できるなど，生理学的反応の測定は意義がある。

　生理学的反応としての生理指標は，**バイオマーカー**と呼ばれている。ストレスに関する研究において，バイオマーカーはよく用いられている。たとえば，対人緊張場面では心拍数が上昇する，職場ストレスによって血中 NK 細胞の活性化が抑制される，介護ストレスによって唾液 s-IgA が低くなるなどである。これらの観察結果は，変動するバイオマーカーを観察することで，様々な状況下での生理学的反応が引き起こされることを示唆している。

　ヒトがストレスにさらされると，**SAM 系**，**HPA 系**，自律神経系，免疫系など様々な経路を介して心理生物学的反応が引き起こされる。SAM 系を反映する指標としては，ノルアドレナリン，ドーパミン，セロトニンといったアセチルコリンを基礎とする脳内の神経伝達物質などが含まれている。ノルアドレ

ナリンは，不安，緊張および恐怖，ドーパミンは快感情や報酬系，セロトニンは情動反応と関連していることが知られている。HPA系を反映する指標としては，コルチゾールをはじめとしてDHEA，ACTH等の内分泌系である。心理学の分野では，唾液中コルチゾールを指標とした研究報告が多くみられる。免疫系を反映する指標は，NK細胞，インターロイキン，免疫グロブリン，マクロファージなどの免疫細胞が測定されている。自律神経系活動を反映する指標は，心拍数，HF成分，LF/HF，血圧（収縮期血圧，拡張期血圧）などである。これらの指標は，心電図によって連続的に測定することができるため，生理心理学では伝統的に測定されている。心拍数や血圧は，バイタルサインの一つであり，ストレス負荷によって上昇することが報告されている。HF成分は，副交感神経系を反映しており，リラックスや休息で上昇することが知られている。

　以上のように，心身の変調は**生理学的経路**を介して発現するため，バイオマーカーの動態を把握することによって，その変化から生体内の制御機能の働きをとらえることが可能となる。すなわち，バイオマーカーを適切に評価することによって，個人の心身の状態をある程度把握できるようになる。実践場面においては，要支援者のバイオマーカーの評価をもとに，カウンセリングや心理教育を行ったり，医療機関にリファーしたり，あるいはさらなる検査をオーダーするなどの支援活動に非常に役立つ。

　以上，生理心理学の研究方法などを簡単に紹介してきたが，今後も技術革新によって現状では観察できない部位の機能や役割が明らかとなって，新しい治療方法の開発などにつながることが期待される。加えて，遺伝子解析やAI技術の導入など先進的な取り組みが，ヒトの**生理学的メカニズムの解明**に貢献するかもしれない。

　公認心理師として，要支援者の心理状態を観察・分析するために，**生理心理学的アプローチ**は非常に役立つ。とくに保健医療領域などの精神症状を有している要支援者に対しては，心理検査などに加えて，バイオマーカーによる評価も加味することで，科学的根拠にもとづいた適切な支援が可能となる。加えて，他職種との連携においてもバイオマーカーは共通言語となるため，情報共有も

スムーズに進み，最近重要視されているチームアプローチにも役立つことが期待される。

3　本書の構成

本書は大きく三つのパートから成っている。第1章から第5章にかけての第Ⅰ部は「脳神経の構造と機能」についての内容である。第6章から第9章にかけての第Ⅱ部は「記憶，感情等の生理学的反応の機序」についての内容である。第10章から第13章にかけての第Ⅲ部は「高次脳機能障害と必要な支援」について具体的な支援を紹介している。

第1章「脳の構造と役割」は，人々の行動と脳の働きとの関係を理解するために，脳の基本的な構造や各脳部位の担っている働きについて学ぶ内容となっている。

第2章「神経系」は，心の機能を担う重要なシステムの一つである神経系の基本的知識や役割について学ぶ内容となっている。

第3章「神経伝達物質」は，神経系のニューロンや神経細胞間の情報伝達の役割を担っている神経伝達物質の基本的知識を学ぶ内容となっている。

第4章「精神疾患と脳」は，うつ病，統合失調症，発達障害および睡眠障害といった精神疾患の症状について理解するとともに，脳機能との関連と薬物療法の基礎知識を学ぶ内容となっている。

第5章「ストレス反応をとらえる」は，ストレスのメカニズムを理解するとともに，心と身体の相互ネットワークを学ぶ内容となっている。

第6章「生理学的反応を探ることの意味」は，様々な実験室研究の成果を概観し，心の変化を生理学的反応からとらえることの意義について理解する内容となっている。

第7章「注意と記憶」は，注意と記憶に関する脳や神経系の機能や働きを学ぶとともに，注意障害や記憶障害の臨床的意義について理解する内容となっている。

第8章「感情，意識，学習」は，感情，意識，学習による人の反応や変化および脳の働きを理解する内容となっている。

　第9章「神経・生理学的指標の使い方」は，神経・生理指標の意味，測定方法，解釈の仕方について紹介する内容となっている。

　第10章「高次脳機能障害とは」は，高次脳機能障害とはどのような障害であるか，その発症原因，神経心理学的症候の理解を深める内容となっている。

　第11章「脳障害による心身への影響」は，高次脳機能障害は当事者や家族の心，身体，生活にどのような影響を及ぼすのか，具体的にどのような支援を行うのかについての内容となっている。

　第12章「神経心理学的アセスメント」は，神経心理学的検査の目的，面接，実施の留意点，脳機能からみる基本的な視点，神経心理学的検査法について解説する内容となっている。

　第13章「リハビリテーション」は，具体的なリハビリテーションの訓練方法と訓練効果のアセスメントについての内容となっている。

　公認心理師は，**生物―心理―社会モデル**（bio-psycho-social model）にもとづく支援が求められる。そのことは，科学者―実践者モデルにつながり，エビデンスやデータにもとづく支援が必要とされる。そのために，公認心理師はそれぞれのアセスメント結果にもとづく**適切な支援**や**支援計画**を作成し，計画にもとづくアプローチを実施し，計画や実施過程が適切だったかの効果判定を担うことが求められる。

第 I 部

脳神経の構造と機能

第 **1** 章　脳の構造と役割
——脳の各部位の働き

松 永 昌 宏

　皆さんは，フィネアス・ゲージの話はご存知だろうか？　アメリカのバーモント州で鉄道工事の監督として働いていた彼は，温厚で人を思いやる気持ちが強く，人望も厚い好青年であった。しかし，事故により鉄の棒が頭部に突き刺さり，脳の一部（前頭前野）が損傷してしまった。奇跡的にも一命を取り留めた彼だったが，事故後には性格が一変し，粗暴で協調性に欠ける子どものような性格になってしまった。この話は，脳が私たちの感情や行動を生み出す重要な器官であることを理解するためのわかりやすい事例である。本章では，人の様々な行動に脳がどのように関与しているのかを理解するための基礎として，脳がどのような構造を持ち，各脳部位がどのような働きを担っているのかを把握する。

1　脳の発達と構造

1-1　出生前の脳の発達

　人間の脳は，受精後初期から発生がはじまる。最初は細い管状の構造（神経管）からはじまり，最終的には約1400 g もの重さをもち，何十億の細胞からなる構造へと発達する。28日齢頃までに，神経管は三つの主な脳領域，**前脳**（forebrain），**中脳**（midbrain），**菱脳**（hindbrain）となり（図 1-1a），さらに発達が進むと，吻側（前脳）は**終脳**（telencephalon）（大脳）と**間脳**（diencephalon）に分化し，菱脳はさらに**後脳**（metencephalon）と**髄脳**（myelencephalon）

11

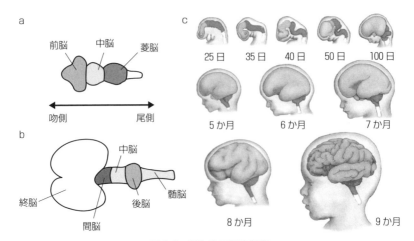

図1-1　出生前の脳の発達

（注）脳の発達の模式図。ａは発達初期，ｂは発達後期。ｃは胎児期の脳の発達。
（出所）ａｂはカールソン（泰羅・中村監訳 2013），ｃは Cowan（1979）をもとに筆者作成。

に分化する（図1-1b）。生まれるときには，大脳のしわ（**脳溝**）はほとんど成人と同じように発達する（図1-1c）。胎児期には，脳幹など生命の維持にかかわる脳領域の神経回路形成はできあがっているが，生まれた時点では，大脳の神経回路はほとんどできておらず，生後，外界からの刺激を受けて神経回路が形成される。

1-2　出生後の脳の発達

人間の脳は，出生後も少なくとも20年程度は発達を続ける。たとえば，生物が奥行きを知覚できるのは，両方の目がそれぞれ少しだけ違った外界の情報をとらえるからであるが，このような立体視に必要な脳の神経回路は，乳幼児が発達の初期の臨界期（感受性期）に，両方の目を使って物をみる経験をすることで構築されていく。また，機能については第２節で詳しく説明するが，社会適応に必要な脳部位である**前頭葉**（frontal lobe）の**前頭前野**（prefrontal cortex）の発達は思春期頃まで続き，前頭葉に対する前頭前野比は乳児期から８歳頃ま

で年齢とともに緩やかに増
大し，8〜15歳の思春期前
後で急速に増大するという
（図1-2：Kanemura, Aihara,
Aoki, Araki, & Nakazawa,
2003）。

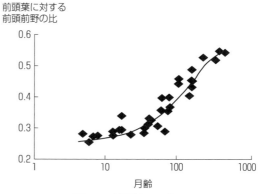

図1-2 前頭前野の成長
（注）前頭葉に対する前頭前野の比は思春期前期から急速
に増大する。
（出所）Kanemura et al.（2003）をもとに筆者作成。

それでは，発達が終わっ
た成人の脳は，変化するの
であろうか？ 成人の脳に
も細胞分裂を行うことがで
きる幹細胞（脳が発達する
ときにみられる前駆細胞に似
た細胞）が存在し，**神経細胞**（第2章参照）の新生が起きる可能性があるとい
う研究（Boldrini et al., 2018）もあれば，成人では神経細胞の新生が起こらない
とした研究（Sorrells et al., 2018）もあり，科学者たちの間でも神経細胞の新生
に関しては意見が一致していない。しかしながら，成人でも学習に伴い様々な
脳領域の構造が変化する可能性があることは多く報告されている。たとえば，
英語学習に関する先行研究によると，4か月間の英語語彙学習プログラムに参
加した大学生（学習群）と，参加しなかった大学生（非学習群）から，学習期
間の前後での英語能力テスト（TOEICなど）の得点と脳の構造データ（MRI）
を取得し，比較したところ，学習群では英語能力テストの得点がアップしたと
ともに，右前頭葉の体積が増加していた（Hosoda, Tanaka, Nariai, Honda, &
Hanakawa, 2013）。右前頭葉は，英語を第一言語とせず高い英語語彙能力を持
つ人ほど発達している脳部位であることがわかっており，英語学習をすること
でこの脳部位を発達させることができることを示している。学習に伴う脳構造
の変化は，神経細胞間をつなぎ，ネットワークを形成するために必要な脳構造
である**シナプス**（第2章参照）が変化するためであると考えられる。人間の脳
は，学習をすることで一生変化し続けるのである。

☕ コラム1　化学物質と脳の発達

　この半世紀ほどの間に日本の経済は急成長し，2018年の世界の名目GDP（国内総生産）ランキングでは日本は世界第3位と，世界屈指の経済大国となった。その結果，食料が充実し，住居環境や社会環境も整備され，衛生状態が非常によくなっている。その一方で，農薬の使用や，プラスチック製品などの合成化学物質製品の急増など，生活環境に蔓延する化学物質に暴露される量もこの半世紀ほどの間に非常に増加している。木村-黒田（2018）によれば，この環境化学物質（環境中に存在する人工化学物質に加え，天然物であっても有害な重金属なども含む）は，脳の発達に悪影響を及ぼしている可能性があるという。

　たとえば農薬は，標的により，害虫対策としての殺虫剤，雑草対策としての除草剤，病原体対策としての殺菌剤などいろいろな種類があるが，殺虫剤は神経毒性が問題となっている。第2次世界大戦後に欧米から導入されたDDT（ジクロロジフェニルトリクロロエタン）などの有機塩素系の殺虫剤（現在は使用されていない）は，神経伝達信号に必要なナトリウム・チャンネルの働きを阻害し，現在使用量が一番多い有機リン酸系の殺虫剤は，神経伝達物質であるアセチルコリンの分解を阻害する。意外と知られていないが，日本は農薬使用大国であり，OECD（経済協力開発機構）加盟国中では，農薬使用量が1位，2位を争うくらいである。

　OECD加盟国の農薬使用量と，自閉スペクトラム症の有病率のグラフを並べてみると，1〜4位までの順位が一致している（1位韓国，2位日本，3位イギリス，4位アメリカ）。この比較は，環境化学物質が人間の脳の発達に及ぼす因果関係を示すものではないが，これは偶然の一致なのだろうか……？

2　終　　脳

　それではここから，各脳部位の働きについて詳しく説明していく。まず，最も大きく，重要な機能を数多く担っているのは終脳である。ヒトの脳の断面図（図1-3）をみてみると，終脳は対称的な左右の大脳半球からなり，明るい白色のようにみえる組織である**白質**と，白質よりも色が濃く，灰褐色にみえる組織である**灰白質**で構成されている。灰白質は神経細胞の細胞体の集まりであり，白質には神経線維が存在する。木の皮のように，大脳は灰白質である**大脳皮質**で覆われている。大脳半球の中心部には，**辺縁系**や**大脳基底核**が存在する。辺縁系と大脳基底核は基本的には脳の皮質下構造（subcortical region）であり，

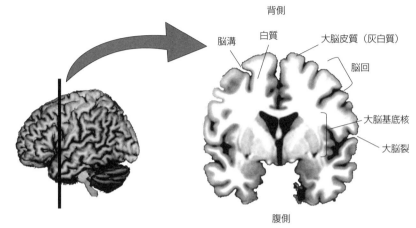

背側

脳溝　　白質　　大脳皮質（灰白質）

脳回

大脳基底核

大脳裂

腹側

図1-3　ヒトの脳の断面図

大脳皮質の下に存在する。

2-1　大脳皮質

ヒトの大脳皮質は折りたたまれた構造を持っている**脳溝**（sulcus）（小さな溝）と**大脳裂**（fissure）（大きな溝）と**脳回**（gyrus）（溝または裂の間の隆起部分）からなり，この折りたたみのおかげで，大脳皮質の表面積は非常に増大している（大脳皮質表面の3分の2は溝の中に隠れているので，実質的に表面積が3倍になっているといえる）。

大脳皮質には感覚器官から情報を受け取る領域がある。視覚情報を受け取る一次視覚野（primary visual cortex），聴覚情報を受け取る一次聴覚野（primary auditory cortex），身体からの感覚情報を受け取る一次体性感覚野（primary somatosensory cortex）などであり，大脳皮質の個々の一次感覚野は，隣接する感覚連合野（sensory association cortex）に情報を送る。感覚連合野の神経回路は，一次感覚野から来た情報を分析する働きがあり，この領域で感覚の知覚と記憶が生じる。

大脳皮質は，中心溝の前にある部分である**前頭葉**，前頭葉の後ろで中心溝の後方にある**頭頂葉**（parietal lobe），前頭葉と頭頂葉の腹側部にある**側頭葉**

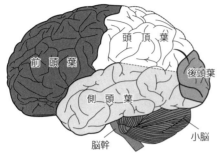

前 頭 葉

頭 頂 葉

後頭葉

側 頭 葉

脳幹

小脳

図1-4 大脳皮質の四つの脳葉

（temporal lobe），脳の最後部にある**後頭葉**（occipital lobe）の大きく四つの領域（葉）に分けることができる（図1-4）。一次体性感覚野は頭頂葉に，一次聴覚野は側頭葉に，一次視覚野は後頭葉にそれぞれ存在する。

前頭葉には，運動制御にかかわっている脳領域があり，それが一次体性感覚野のちょうど前にある一次運動野（primary motor cortex）である。一次運動野の前部には運動連合野（motor association cortex）があり，行動を制御する。一次運動野が楽器だとすると，運動連合野は楽器の演奏者という感じである。運動連合野には，運動前野（premotor cortex）と補足運動野（supplementary motor area）があり，運動前野は感覚情報を，補足運動野は記憶や予測情報をもとにして，それぞれ運動の準備や計画にかかわっていると考えられている。

運動連合野のさらに前部には**前頭前野**がある。前頭前野は，実行機能や自己制御能力とかかわっていると考えられている。**実行機能**とは，複雑な課題を遂行するにあたり，目標志向的に思考・行動・感情を制御する機能のことであり，自己制御能力は実行機能に必要な能力である。自己制御能力は，たとえば有名な心理学実験であるマシュマロ・テストで計測できる。

お腹がペコペコな子どもの前にマシュマロを一つ置き，今すぐ食べる場合はマシュマロを一つ，実験者が部屋に戻ってくるまで待てたら，マシュマロを二つもらえる，というように，今すぐもらえる少ない報酬か，少し待たなければならないけれども多くもらえる報酬かの選択を迫られたときに，多い報酬を得るために我慢できるかどうかをみるのである。幼児期にマシュマロ・テストで我慢できた子どもは，成人期においても自己制御能力が高いことが知られている。実行機能としては，**腹外側前頭前野**（ventrolateral prefrontal cortex）が課題セットの切り替えと抑制を行い，**背外側前頭前野**（dorsolateral prefrontal cortex）が課題関連情報を維持し計画を立て，**内側前頭前野**（medial prefrontal cortex）がエピソード記憶（個人が経験した出来事に関する記憶）の検索や，感情反応の制御にかかわっていると考えられている。冒頭で話題に出したフィネアス・ゲージは，内側前頭前野の腹部の大部分が破壊されていたため，自己制御能力が低下し，温厚だった性格が一変したと考えられている。

2-2　辺縁系

大脳半球の内側端に存在する辺縁皮質（limbic cortex）（**帯状回**（cingulate gyrus）や**海馬傍回**（parahippocampal gyrus）など）と，**海馬**（hippocampus），**扁桃体**（amygdala），乳頭体（mammillary body），脳弓（fornix）（海馬と乳頭体を含む脳の他の領域とを結ぶ軸索束）を含む脳領域を**辺縁系**（limbic system）と呼ぶ（図1-5）。海馬と海馬傍回は学習や記憶と関連することが知られており，扁桃体や帯状回は感情反応と強く関連することが知られている。扁桃体は，嫌悪や恐怖刺激によって活性化するとともに，報酬刺激によっても活性化することから，好き嫌いを判断する脳領域として知られる。正常なサルはヘビをみると恐怖の兆候を示すが，扁桃体が破壊されたサルは恐怖を示さない，という報告もある。

辺縁系の中で最も重要であると考えられる海馬と扁桃体は，それぞれが独立して機能しているわけではなく，相互に影響を与えている。瀧（2017）によれば，勉強の際には扁桃体と海馬が関連しているという。たとえば，多くの参考書を机の上に置き，「さあやるぞ！」と集中しようとしても，勉強量の多さに圧倒されて嫌な気分になりまったく記憶できない一方で，好きなことを勉強していると感じると記憶は定着しやすいだろう。これは，好き・嫌いを判断する扁桃体の影響で，嫌だと思いながら勉強す

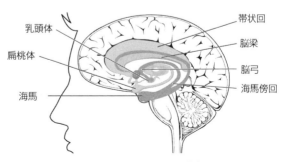

図1-5　辺縁系の主な構造

ると，扁桃体の反応が記憶を司る海馬に作用して活動が抑えられ，逆に楽しいと感じると，扁桃体の反応が海馬の活動を上昇させるためである。

2-3　大脳基底核

　大脳基底核（basal ganglia）は，前脳の皮質下の神経核の集合体であり，側脳室の前部の下方にある。被核（putamen）と尾状核（caudate nucleus）からなる線条体（striatum）や淡蒼球（globus pallidus）などで構成されており，運動の制御，学習などの機能と関連していると考えられている。また，線状体は，報酬が得られたときに活性化する脳内報酬系の一部であり，金銭報酬などが得られたときに強く活性化する。先行研究によれば，子どもがお母さんに褒められたときや，他人から自分のよい評判を聞いたりしたときにも，線状体が活性化するという（Izuma, Saito, & Sadato, 2008）。褒められることが，脳においては「喜び」となり，「報酬」としてお金などと共通に受け取られているのである。

　大脳基底核が関与していると考えられている運動制御・学習と報酬も，それぞれが独立しているわけではなく，相互に影響を与えている。先行研究によれば，「褒めること」と「運動技能の取得」には関連があるという（Sugawara, Tanaka, Okazaki, Watanabe, & Sadato, 2012）。簡単な運動技能（パソコン画面に表示される1〜4の四つの数字に合わせて，手元の四つのキーをピアノの鍵盤のような要領で，左手でたたく）のトレーニングを行い，トレーニング終了後に，実験参加者を「自分が評価者からベタ褒めされる」グループ，「他人が評価者から褒められるのをみる」グループ，「自分の成績だけをグラフでみる」グループの三つに分け，翌日に再度，同じトレーニングを実施し，その成績を前日の成績と比べたところ，興味深いことに，「自分が評価者からベタ褒めされる」グループは，他のグループよりも課題成績が上昇していたのである。褒められることによって線状体が活性化した結果，運動技能に関する記憶がより強固に定着し，学習効果が高まったと考えられる。

3　間　　脳

　間脳の最も重要な二つの構造は，**視床**（thalamus）と**視床下部**（hypothalamus）である。間脳の背側部分を占める視床は，眼球（網膜）からの情報を受け一次視覚野に視覚情報を送ったり，内耳からの情報を受け一次聴覚野に聴覚情報を送ったりするなど，大脳皮質の特定の感覚投射領域に感覚情報を中継する役割を担う。視床の下，脳の底面にある視床下部は自律神経機能や内分泌機能を制御し，摂食行動や性行動，ストレス反応など，種の生存に関連する行動を担う（第2章・第5章参照）。

4　中脳・後脳・髄脳

4-1　中　脳

　中脳水道の周囲にある中脳（midbrain）は，背側部である**中脳蓋**（tectum）と，中脳蓋の下の**被蓋**（tegmentum）からなる。中脳蓋の主な構造は，視覚系の一部である上丘（superior colliculus）と，聴覚系の一部である下丘（inferior colliculus）である。被蓋には，網様体（睡眠や覚醒・注意・筋緊張・運動など様々な生体反射に関連），中脳水道灰白質（闘争や交尾行動に関連），赤核（運動系に関連），黒質・腹側被蓋野（大脳基底核へ投射するドーパミン作動性ニューロン（第3章参照）が存在する）などが含まれる。

4-2　後　脳

　後脳は，**小脳**（cerebellum）と**橋**（pons）からなる。小脳は脳の下部に位置し，人間の場合は中脳よりも大きく，重要な機能を数多く担っている大脳に次いで二番目に大きな脳である。小脳は，視覚・聴覚・平衡感覚・体性感覚についての情報を受けるが，脳が動かしている個々の筋の動きに関する情報も入ってくる。小脳はこれらの情報を統合し，運動出力を調整し，運動が協調した滑

☕ コラム2 ストレスと脳の発達

〈きょうよりか もっと あしたは もっと できるようにするから もう おねがい ゆるして ゆるしてください おねがいします〉

2018年3月に報道された5歳の女の子が虐待死した事件で，本人が書いたとされるメモである。メディアに取り上げられる虐待事件は一部であるが，平均すると日本では1週間に一人以上の子どもが虐待死している事実がある。虐待死にまで及ぶケースは最悪のものであるが，児童虐待の相談件数は近年著しく増加しており，年間約12.3万件にのぼる。児童虐待は「身体的虐待」「性的虐待」「ネグレクト」「心理的虐待」などの種類があるが，「心理的虐待」（児童に対する著しい暴言，無視などの他に，児童の目の前で行われる家族に対する暴力や言葉による脅しなどを含む）が相談件数の約5割を占めており最多である。

一般的に，細胞が分裂，増殖，分化する過程は，生物学的に脆弱性（vulnerability）が高いと考えられているため（Dobbing & Sands, 1971），発達過程にある子どもは脳の脆弱性も高いことが想定される。脆弱な期間に，ストレスにさらされた脳はどうなってしまうのだろうか？ 友田（2019）は，虐待を受けた子どもの脳の発達を研究しており，体罰を受けると，感情や思考にかかわる前頭前野が萎縮したり，親からの暴言などによる心理的虐待を受けると，言語にかかわる脳領域である聴覚野が肥大したりすることを示している。前頭前野の萎縮は，先のフィネアス・ゲージの例と同じような現象（衝動性が抑制されにくくなる）が起きる可能性があり，聴覚野の肥大は，神経伝達の効率を低下させ言葉の理解力が落ちることとなる。またその脳の変形は成人になっても（治療を受けなければ）そのまま維持されることが多いため，うつ病などの心の不調が起きやすくなる可能性がある。

いうことを聞かない子どもを怒鳴るように叱りつけたり，子どもの目の前で夫や妻を怒鳴ったり，なじったりしたことがまったくない家庭は稀だと思われるので，ストレスによって子どもの脳の発達が阻害されることは，どこの家庭でも起こりえることかもしれない。

らかなものになるようにする働きを持つと考えられている。最近の研究では，小脳の働きはこうした協調運動の制御だけではなく，短期記憶や注意力，情動の制御，感情，高度な認識力，計画を立案する能力の他，統合失調症や自閉スペクトラム症といった精神疾患と関係している可能性も示されている。小脳は筋肉に動きの指令を出すというよりも，入ってきた感覚信号を統合する役目を果たしているようである。

橋は中脳と延髄の中間で，小脳の直下の脳幹内にある大きなふくらみである。橋中心部には，睡眠と覚醒に関係する神経核を含む網様体が存在する。

4-3　髄　脳

髄脳にある主要な構造は**延髄**（medulla oblongata）である。延髄には，心臓血管系や呼吸，骨格筋の筋緊張の調節などの生命維持機能の制御を行う神経核を含む網様体の一部が含まれている。

❖考えてみよう
・大脳皮質には様々な構造と機能があるが，たとえば補足運動野の機能は何だろうか？
・大脳皮質の機能局在について，たとえば一次体性感覚野はどの領域にあっただろうか？
・中枢神経系のうち，意識水準の維持（睡眠・覚醒）に関連する領域はどこであったか？

もっと深く，広く学びたい人への文献紹介

ピネル，J.　佐藤 敬・若林 孝一・泉井 亮・飛鳥井 望（訳）（2005）．ピネル
　　バイオサイコロジー——脳─心と行動の神経科学——　西村書店
　　☞図表が多く，わかりやすい解説がされているため，心理学を専攻した学生
　　が神経科学を学ぶためには非常によい教科書であると思われる。
カールソン，N. R.　泰羅 雅登・中村 克樹（監訳）（2013）．第 4 版カールソン
　　神経科学テキスト——脳と行動——　丸善出版
　　☞この章の内容の多くは，この教科書から引用している。専門的な神経科学
　　のテキストなので難しい内容であるが，脳と行動の関連の深い理解には必
　　要な一冊である。

引用文献

Boldrini, M., Fulmore, C. A., Tartt, A. N., Simeon, L. R., Pavlova, I., Poposka, V., … Mann, J. J. (2018). Human Hippocampal Neurogenesis Persists throughout Aging. *Cell Stem Cell, 22*(4), 589-599.

カールソン，N. R.　泰羅 雅登・中村 克樹（監訳）（2013）．第 4 版カールソン神経科学テキスト——脳と行動——　丸善出版

Cowan, W. M. (1979). The development of the brain. *Scientific American, 241*(3), 113-133.

Dobbing, J., & Sands, J. (1971). Vulnerability of developing brain. IX. The effect of nutritional growth retardation on the timing of the brain growth-spurt.

Biology of the neonate, 19(4), 363-378.

Hosoda, C., Tanaka, K., Nariai, T., Honda, M., & Hanakawa, T.(2013). Dynamic neural network reorganization associated with second language vocabulary acquisition: a multimodal imaging study. *The Journal of Neuroscience, 33* (34), 13663-13672.

Izuma, K., Saito, D. N., & Sadato, N.(2008). Processing of social and monetary rewards in the human striatum. *Neuron, 58*(2), 284-294.

Kanemura, H., Aihara, M., Aoki, S., Araki, T., & Nakazawa, S.(2003). Development of the prefrontal lobe in infants and children: a three-dimensional magnetic resonance volumetric study. *Brain and Development, 25* (3), 195-199.

木村-黒田 純子（2018）．地球を脅かす化学物質——発達障害やアレルギー急増の原因——　海鳴社

Sorrells, S. F., Paredes, M. F., Cebrian-Silla, A., Sandoval, K., Qi, D., Kelley, K. W., … Alvarez-Buylla, A.(2018). Human hippocampal neurogenesis drops sharply in children to undetectable levels in adults. *Nature, 555*, 377-381.

Sugawara, S. K., Tanaka, S., Okazaki, S., Watanabe, K., & Sadato, N.(2012). Social rewards enhance offline improvements in motor skill. *PLoS One, 7*(11), e48174.

瀧 靖之（2017）．16万人の脳画像を見てきた脳医学者が教える「脳を本気」にさせる究極の勉強法　文響社

友田 明美（2019）．親の脳を癒やせば子どもの脳は変わる　NHK 出版

第2章　神　経　系
——心の生物学的基盤

髙 瀬 堅 吉

　心理学では行動を通じて心を調べる。行動は身体を構成する複数の筋肉が，それぞれ収縮と弛緩を繰り返すことで成立している。筋肉の収縮と弛緩を引き起こすのは，筋肉を支配する神経から分泌されるアセチルコリンという物質である。そして，この神経がアセチルコリンを分泌するためには，脳の神経細胞が活動しなくてはならない。ここで理解してほしいことは，心という現象が行動を通じて調べられるものであるならば，同時に，その行動を構成する仕組み，すなわち生物学的基盤が存在するということだ。つまり，心には生物学的基盤があるのだ。そこで本章では，心の機能を担う重要なシステムである神経系を中心に，心の生物学的基盤を学ぶこととする。本章を通じて，心を見つめる際の生物学的視点の基礎を確立してほしい。

1　中枢神経系

　中枢神経系は，脳と脊髄から構成される。脳の構造，そして脳の各部位の働きについては第1章で学んだので，本節では脳を構成するニューロン，グリア細胞，そして情報伝達において中心的役割を担うシナプスについて詳しく紹介する。また，脳の循環を担う脳脊髄液についてもふれることとする。

1-1　ニューロン

　ヒトの脳の神経細胞は**ニューロン**とも呼ばれ，その数は300億とも千数百億

シナプス

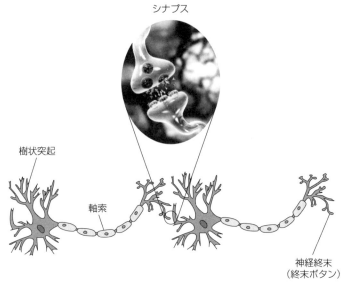

樹状突起

軸索

神経終末
（終末ボタン）

図 2-1　ニューロンの構造

（出所）髙瀬（2018）

ともいわれている。これは，脳全体の細胞数の約10％を占める。ニューロンは，その形状からいくつかに分類できる。典型的なものを図2-1に示した。ニューロンは，**樹状突起**を持つ細胞体と興奮を伝える**軸索**，そして軸索先端の**神経終末**（終末ボタン）という構造からなる。樹状突起は他の細胞からの信号を受け取る領域であり，入力信号は**シナプス**という構造を通じて隣接する細胞から送られる。樹状突起のシナプス部分に棘（スパイン）と呼ばれる小突起が形成されている場合もある。神経終末は神経伝達物質を含む小胞を持ち，シナプス間隙（シナプスにあるニューロン間の隙間）に神経伝達物質を開口分泌することによって他のニューロンに情報を伝達する。

1-2　グリア細胞

　脳全体の細胞数の約90％は**グリア細胞**と呼ばれる細胞で占められている。グリア細胞はニューロンの間に隙間なく入り込んで脳の構造を維持している。ま

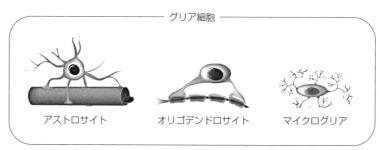

図2-2　3種類のグリア細胞

た，アストロサイトというグリア細胞は，血液中の栄養素をニューロンに送る役割も果たしている。このアストロサイトの働きは**血液脳関門**と呼ばれ，血中に含まれる有害物質が入り込みニューロンが死滅してしまうことがないよう，栄養素のみをニューロンに送っている。

その他にもグリア細胞の中には，神経線維に巻きついて後述の髄鞘（ずいしょう）を形成するもの（オリゴデンドロサイト）や，神経系の遺物を貪食するもの（マイクログリア）もあり（図2-2），さらに最近では，グリア細胞も様々な物質を分泌してニューロンの活動を調節することが報告されている。

1-3　シナプス

神経終末は，神経伝達物質を包み込んだ小胞を多く含んでおり，さらに他のニューロンに隣接しているものがある。この隣接した部分の構造は**シナプス**と呼ばれる。シナプスは完全に密着しているのではなく，20 nm ほどの隙間（シナプス間隙（かんげき））がある。電位が終末まで伝わってくると，シナプス小胞の膜が細胞膜に融合し，小胞内の神経伝達物質がシナプス間隙に分泌される。この種類のシナプスは**化学シナプス**と呼ばれる。化学シナプスでは，終末側から**神経伝達物質**が放出され，それをもう一方の細胞が膜の**受容体**を介して受け取り，情報が伝達される。神経伝達物質は数十種類あり，各神経伝達物質には，それぞれ対応する数種類の受容体がある。

神経伝達物質は，**アミノ酸**，**アミン**，**ペプチド**に大別することができる。ア

ミノ酸に分類される神経伝達物質には，興奮性の情報を伝えるグルタミン酸や，抑制性の情報を伝えるγ-アミノ酪酸（GABA）などが含まれる。これらの神経伝達物質を持つニューロンは脳全体に広がっている。アミンに分類される神経伝達物質には，アセチルコリン，ドーパミン，ノルアドレナリン（ノルエピネフリン），セロトニンなどがある。これらの神経伝達物質を持つニューロンは脳内で局在し，そこから軸索を脳に広く伸ばしている。ペプチドはアミノ酸の連なりであり，神経伝達物質として働くものは神経ペプチドとも呼ばれる。神経ペプチドには，ソマトスタチン，コレシストキニン，エンケファリン，バソプレッシン，オキシトシン，オレキシンなどがある。これらのペプチドを持つニューロンも脳内に偏在あるいは局在しており，特定の機能を担っている。神経伝達物質については第3章で詳しく書かれているので参照されたい。

　シナプスには，化学シナプスの他に**電気シナプス**がある。電気シナプスは隣接する細胞の膜が$2 \sim 4$ nmにまで密着し，これらの膜を貫通する**コネクソン**というタンパク質が小孔を形成している。これは，**ギャップ結合**と呼ばれ，この孔をイオン電流が流れるため，電気シナプスは非常に速い伝達が可能である。電気シナプスは，細胞同士の活動を同期させるのに利用されている。

　ニューロン間は神経伝達物質が情報を伝達するが，ニューロン内では活動電位が情報を伝える。これは伝導と呼ばれ，第3章で詳しく説明されているので，ここでは概要のみを紹介する。非興奮時のニューロンの細胞膜は内外のイオン濃度の差によって，およそ-70 mVに分極して安定した状態にある。これは**静止膜電位**と呼ばれている。シナプスに存在する興奮性の受容体に神経伝達物質が作用すると静止膜電位はプラスになり，**興奮性シナプス後電位**が生じる。この電位変化は，細胞膜を伝わって細胞体全体に広がり，軸索の起始部である**軸索小丘**にあるスパイク発火帯に到達する。スパイク発火帯には電位依存性ナトリウムイオン（Na^+）チャネルが豊富にあり，伝わってきた電位変化が閾値を超えた場合にNa^+チャネルが開口する。細胞外のNa^+濃度は，細胞内より約10倍も高く，これによってNa^+の急激な流入が生じて脱分極が起き，活動電位が生じる。スパイク発火帯には，電位依存性カリウムイオン（K^+）チ

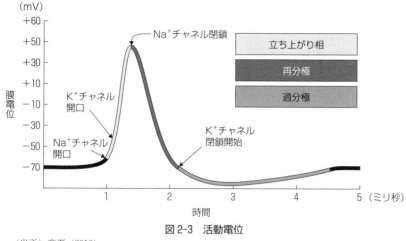

図 2-3　活動電位

（出所）髙瀬（2018）

ャネルも豊富にあるが，K^+チャネルはNa^+チャネルよりも遅れて開口し，不活性化もNa^+チャネルより遅れる。そのため，細胞内に高濃度にあるK^+の流出によって再分極し，活動電位は終息する（図2-3）。このようにニューロンは興奮するかしないかのデジタル処理を行い，これは**全か無かの法則**と呼ばれている。

　ニューロンの中には，軸索に**シュワン細胞**または**オリゴデンドロサイト**というグリア細胞が巻きつき，髄鞘を形成しているものがある。**髄鞘**の長さは80μm〜1mmであり，長い軸索には複数の髄鞘が巻きついている。このとき，髄鞘間の継ぎ目は**ランビエ絞輪**と呼ばれる。興奮膜の伝導は隣接する膜の電位変化による連鎖反応であり，伝導速度は速くない。しかし，興奮が絶縁性の高い髄鞘に達すると，逃げ場を失った局所電流は一気にランビエ絞輪にまで流れるため，ランビエ絞輪において活動電位を引き起こし，結果として伝導速度は速くなる。これは**跳躍伝導**と呼ばれる。髄鞘が軸索に巻きついたニューロンはこれを繰り返して，非常に速い速度で情報を伝える。

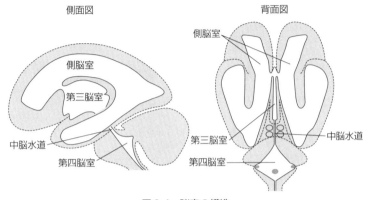

図2-4　脳室の構造

（出所）藤山（2012）

1-4　脳脊髄液

　脳はとても柔らかい臓器であるため，衝撃から保護する必要がある。**脳脊髄液**は，この保護機能を担っている。脳は脳脊髄液のプールに浮かんでいるような状態であり，成人で約1400 g ある脳の重量は，脳脊髄液の浮力によって80 g ほどになる。そのため，脳の底面にかかる圧力はほとんどない。また，脳や脊髄の周囲にある脳脊髄液は，身体が激しく動いたときの中枢神経系への影響を軽減してくれる。脳脊髄液は絶えず循環し，脳室内の脈絡叢で産生される。脳室とは，脳内の中空部分を指し，側脳室，第三脳室，中脳水道，第四脳室がある（図2-4）。

　脳脊髄液は脳室を出て，くも膜下腔に至り，さらにくも膜顆粒を経て静脈系に吸収される。また，毛細血管やリンパ管からも吸収される。

2　体性神経

2-1　感覚神経・運動神経

　中枢神経系が脳と脊髄から構成されることはすでに述べたが，脳や脊髄以外の神経は**末梢神経系**と呼ばれ，これは，さらに**体性神経**と**自律神経**に区別され

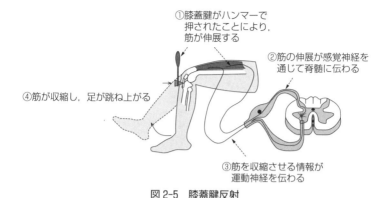

①膝蓋腱がハンマーで
押されたことにより，
筋が伸展する

②筋の伸展が感覚神経を
通じて脊髄に伝わる

④筋が収縮し，足が跳ね上がる

③筋を収縮させる情報が
運動神経を伝わる

図2-5　膝蓋腱反射

（出所）日本ストレッチング協会ホームページをもとに筆者作成。

る。体性神経には，**感覚神経**と**運動神経**があり，感覚神経は体性感覚や特殊感覚を中枢に伝え，運動神経は反射および随意運動の発現に関与する。

2-2　反射と随意運動

　反射は，特定の刺激に対する反応として意識されることなく起こるものを指し，**随意運動**は，自己の意思あるいは意図にもとづく運動を指す。反射にはいくつか種類があるが，代表的なものに膝蓋腱反射がある（図2-5）。膝蓋腱がハンマーで押されて筋が伸展すると，感覚神経を通じて脊髄に情報が伝わる。これを受けた脊髄の運動神経は，筋を収縮させる情報を筋に伝え，筋収縮の結果，足が跳ね上がる。この運動，つまり反射は意識に上らない。一方，大脳皮質の運動野から脊髄の運動神経に情報が伝わって起こる随意運動は，意識に上る。

3　自律神経

3-1　交感神経・副交感神経

　末梢神経系のうち，**自律神経**は内分泌腺および心臓・血管・胃・腸などを構成する平滑筋を制御し，その活動の多くが消化や循環のように自律的あるいは自己制御的である。眠っていても意識がなくてもこの神経は活動し続けるとこ

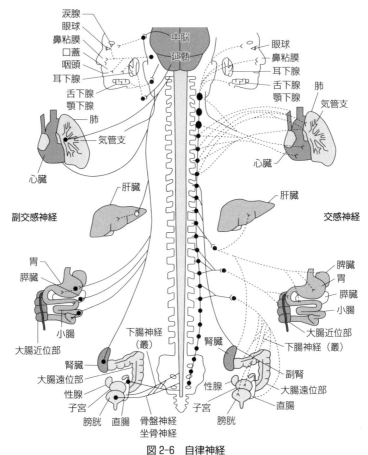

涙腺
眼球
鼻粘膜
口蓋
咽頭
耳下腺
舌下腺
顎下腺
肺
気管支
心臓
肝臓

副交感神経

胃
膵臓
小腸
大腸近位部
腎臓
大腸遠位部
性腺
子宮
膀胱　直腸　骨盤神経
坐骨神経

中脳
延髄

下腸神経
（叢）

眼球
鼻粘膜
耳下腺
舌下腺
顎下腺
肺
気管支
心臓
肝臓

交感神経

脾臓
胃
膵臓
小腸
大腸近位部
下腸神経（叢）
副腎
大腸遠位部
直腸

腎臓

性腺
子宮
膀胱

図 2-6　自律神経

（注）右側は交感神経による支配を示し，左側は副交感神経による支配を示す。実
　　　線は神経節前線維，破線は神経節後線維を示す。
（出所）髙瀬（2018）

　　ろから，自律神経という名称がつけられた。自律神経は**交感神経**と**副交感神経**
に分類される。交感神経は脊髄の胸髄と腰髄から出ており，脊髄を出た直後に
神経節に接続する。副交感神経は脳幹の中脳・延髄と脊髄の最下部である仙髄
から出ており，神経支配する部位の近傍で神経節に接続する（図 2-6）。
　　この二つの神経の特徴として**拮抗支配**がある。拮抗支配とは，交感神経が促

進するものを副交感神経は抑制
し，反対に，交感神経が抑制す
るものを副交感神経が促進する
ことである。たとえば，交感神
経は瞳孔を拡大させ，唾液分泌
を抑制し，心拍数を上昇させる
が，副交感神経はそれとは対照
的に作用する。また，交感神経
は神経支配する内臓器官に対し
てノルアドレナリンやアドレナ

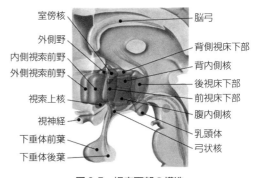

室傍核
外側野
内側視索前野
外側視索前野
視索上核
視神経
下垂体前葉
下垂体後葉

脳弓
背側視床下部
背内側核
後視床下部
前視床下部
腹内側核
乳頭体
弓状核

図2-7　視床下部の構造
（出所）犬束・山中（2019）

リンを分泌するが，副交感神経は**アセチルコリン**を分泌する。さらに，交感神
経は緊急事態に際して活動的に働いてエネルギー消費を促進するのに対して，
副交感神経は消化機能に働きかけ，エネルギーを貯蔵するよう促す。怒りや恐
怖反応などに伴う強い情動反応を示す際には交感神経の活動が支配的となり，
心拍数を増大させ，筋への血流を多くして筋の活動に要する多量のエネルギー
が供給される。また，交感神経の活動により，副腎髄質が刺激され，副腎髄質
ホルモンであるアドレナリンが分泌される。

　アドレナリンは肝臓に蓄えられたエネルギーを血液中に放出することで，脅
威的状況に立ち向かうか，それともそこから逃げ去るかという**闘争―逃走反応**
（fight-or-flight response）と呼ばれる身体的状態で消費されるエネルギー源
を確保する。

3-2　視床下部

　視床下部は，先述の自律神経や，第5章で紹介する内分泌系の調節を行う総
合中枢である。ヒトの場合は4g程度の小さな組織であるが，多くの神経核か
ら構成されており（図2-7），体温調節やストレス応答など生体の恒常性維持に
重要な役割を果たしている。また，摂食行動，性行動，攻撃行動，睡眠といっ
た本能行動の中枢でもある。視床下部は下垂体門脈と呼ばれる血管を介して下

☕ コラム　バイオフィードバック

バイオフィードバックとは，普段は知覚しえない個人の生理的反応を電子機器やコンピュータを媒介して知覚可能な刺激に変換し，本人に呈示（フィードバック）することによって心理的・生理的状態の自己調整を促進する手続きである（第8章参照）。これはフィードバック制御と呼ばれる。制御できる反応は心拍・皮膚温度・皮膚電気反応などの自律神経の活動ばかりでなく，筋電位活動，脳波などの中枢神経系の活動もバイオフィードバックの対象となる。また，訓練によって調整レベルや調整方法があらかじめわかっている場合は，本人に呈示することなしに心理的，生理的状態が制御可能となる。これはフィードフォワード制御と呼ばれる。

自律神経について，長い間その反応の条件づけは古典的条件づけの手続きによってのみ行われると考えられていた。ところが，道具的条件づけ（オペラント条件づけ）の手続きでも心拍数などの反応が制御できることが明らかにされ，そこからバイオフィードバックの研究が進展した。また，バイオフィードバックはヒトばかりでなく，動物に対しても行えることがわかっている。そして，バイオフィードバックの原理を利用したバイオフィードバック療法では不安や緊張の除去の他，リラクセーション，偏頭痛や高血圧，喘息，吃音などの改善が行われている。

また，脳波については，自分がどのくらいアルファ波を出しているかなど本来知覚することができなかったものも，脳波を測定してそのデータを目にみえる形で本人にフィードバックすると，α波の出現を自己調節できるようになり，認知機能も向上する。さらに，この技術は脳波を解析して機械との間で電気信号の形で出入力するためのプログラムや機器の開発にも適用されている。これはブレイン・マシン・インターフェースと呼ばれ，様々な分野への応用が期待されている。ブレイン・マシン・インターフェースを通じて，脳波を信号としてとらえる機器を操作すると，全身麻痺の人がコンピュータ画面上でマウスポインタを使用したり，文字を入力したりすることが可能となる。その他にも，ロボット・義手・車椅子などを自由自在に操作することも可能となる。コンピュータから脳への信号入力も可能となっており，現在ではパーキンソン病やうつ病の治療に使われる脳深部刺激療法として実用化されている。

垂体前葉とつながっており，下垂体前葉のホルモン分泌を調節している。また，視床下部には血液脳関門がない領域が存在し，血液に含まれる生理活性分子の濃度変化をモニタリングするのに役立っている。

4　今後の学びについて

　本章では，心の機能を担う重要なシステムである神経系を中心に心の生物学的基盤について概説した。ここで紹介した知見は，公認心理師が備えるべき基礎知識の一つである。しかし，医学・看護学・薬学などの領域では，これよりも遥かに広く深いレベルで人体の理解が求められており，医師・看護師・薬剤師などはそれを身につけて現場に臨んでいる。そのため，公認心理師を目指す者も，この章に書かれた内容にとどまらず，人体について学び，現場に出ても多職種と連携できるだけの「心の生物学的基盤」の理解を今後も目指す必要がある。そのファーストステップとして，本章の内容をまずは漏れなく理解してほしい。

❖考えてみよう
・心に生物学的基盤があると考える根拠は何だろうか？
・なぜ心理学を学ぶ者にも生物学の知識が必要なのだろうか？

　もっと深く，広く学びたい人への文献紹介

日本心理学諸学会連合 心理学検定局（編）（2015）．心理学検定 基本キーワード 改訂版 実務教育出版
　　☞心理学検定（特1級・1級・2級）の10科目で出題テーマとなる，見出しキーワード226の要点をわかりやすく解説しており，DSM-5をはじめ，最新のトピックもしっかり押さえている。重要事項・人名の知識を短期間に効率よく学ぶことができ，初学者が独学で読み進めることができる良書である。
堀 忠雄・尾﨑 久記（監修）坂田 省吾・山田 冨美雄（編）（2017）．生理心理学と精神生理学 第Ⅰ巻 基礎 北大路書房
　　☞生理心理学誕生の歴史的経緯から，研究法の基礎的内容までが重点的に解説されている。動物実験も含めた脳と行動の関係および身体各部位の生体反応の計測技術と解析方法についても詳述されている。生理心理学の基礎的知見と研究方法についての体系的理解を得るために網羅性を担保しており，今後心理職として働いていくうえで有益な書籍である。

引用文献

藤山　文乃（2012）．脳室　脳科学辞典編集委員会（編）　脳科学辞典　https://bsd.neuroinf.jp/wiki/%E8%84%B3%E5%AE%A4（2022年7月10日閲覧）

犬束　歩・山中　章弘（2019）．視床下部　脳科学辞典編集委員会（編）　脳科学辞典　https: //bsd. neuroinf. jp/wiki/%E8%A6%96%E5%BA%8A%E4%B8%8B%E9%83%A8（2022年7月10日閲覧）

日本ストレッチング協会ホームページ　https://j-stretching.jp/what-is-stretch-reflex/（2022年 7 月10日閲覧）

髙瀬　堅吉（2018）．心の生物学的基盤　繁桝　算男（編）　公認心理師の基礎と実践② 心理学概論（pp. 27-41）　遠見書房

第3章　神経伝達物質
——ニューロンの興奮伝導と
シナプス伝達

岡 村 尚 昌

　脳内には60種類以上の神経伝達物質が存在している。その多くは小分子伝達物質であるモノアミン類，アミノ酸，アセチルコリンの窒素原子を含む小さな有機分子と，アミノ酸が連なった比較的大きな分子である神経ペプチドの，4種類に大きく分類できる。ほとんどの神経伝達物質は，興奮または抑制させる働きを起こし，一部の神経伝達物質は結合した受容体のサブタイプによって，異なる情報を伝達したり，正反対の作用を起こしたりする。

　本章では，主な神経伝達物質を紹介すると同時に，活動電位がどのように発生し伝導するのか，そして，どのように伝達されるのかについて概説する。

1　シナプス間の情報伝達

1-1　活動電位の発生と伝導

　すべての細胞と同様にニューロンも細胞膜の内側の電位がマイナス，外側がプラスになっている。そのため，細胞膜の内外では電位差（膜電位）があり（内側はカリウムイオン（K^+）が多く，外側はナトリウムイオン（Na^+）が多い状態），通常膜電位は約 $-70\,mV$ である。このような興奮していない静止状態のニューロンの膜電位のことを**静止膜電位**という。

　ニューロンが刺激されることによって興奮すると，細胞膜の Na^+ チャンネルが開いて Na^+ が細胞内に流入する。それによって，細胞内の電位は一時的に（約1ミリ秒）マイナスからプラスに変化する（**脱分極**）。この膜電位の変化

を活動電位といい，その後すぐに Na^+ チャンネルが閉じ，K^+ チャンネルが開いて K^+ の流出が勢いよく起こり，細胞内の電位は急速に下降し再びマイナスの状態に戻る（**再分極**）。一過性に静止膜電位を下回る（**過分極**）こともあるが，その後，安定した静止膜電位を保つようになる（図3-1）。

　神経細胞（ニューロン）に**活動電位**が生じ，その活動電位がニューロン内部で減衰することなく高速で軸索を伝わって行くことを**伝導**という。活動電位が発生すると，興奮部の細胞内がプラスになるため非興奮部（細胞内がマイナス）との電位差が生じ，細胞内では電気信号が興奮部から非興奮部に向かって伝導し，細胞外では逆に非興奮部から興奮部に向かって伝導する。これを**局所電流**という。このように局所電流が興奮部に接する非興奮部の細胞膜を**脱分極**させることで活動電位を生じ，軸索の終末まで興奮が伝導していく。伝導速度に関しては，軸索の直径と髄鞘の有無に依存しており，太い軸索では伝導速度が速く，同様に，髄鞘をもたない無髄神経よりも髄鞘をもつ有髄神経の方が早い。図3-2は有髄神経と無髄神経における活動電位の伝道様式を示したものである。

1-2　ニューロン間の情報伝達

　ニューロン間での情報（興奮）の広がりを**伝達**という。ニューロンの終末に伝導してきた活動電位は，他のニューロンとの接合部分であるシナプスを介して伝達される。ヒトを含む脊椎動物のシナプスには，電気シナプスと**化学シナプス**とがある。ただし，成体の神経にみられるシナプスのほとんどが化学シナプスであることから，本章では化学シナプスにのみ言及する。

　活動電位の送り手側（送信元）である**シナプス前細胞（プレシナプス）**から神経伝達物質が放出され，それが接合部であるシナプス間隙を拡散し，受け手側（送信先）の**シナプス後細胞（ポストシナプス）**の受容体に結合し，情報が伝達される。シナプスを介して伝達される情報には，シナプス後細胞を脱分極させる**興奮性シナプス後電位**（excitatory postsynaptic potential：EPSP）と，反対に活動電位の発生を抑制する**抑制性シナプス後電位**（inhibitory postsynaptic potential：IPSP）の2種類がある。

①静止状態
　=Na⁺チャンネルは閉じ,
　　K⁺チャンネルはある程度開いている

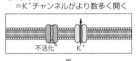

②脱分極
　=細胞の外からNa⁺流入

③再分極
　=K⁺チャンネルがより数多く開く

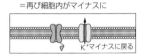

④過分極
　=再び細胞内がマイナスに

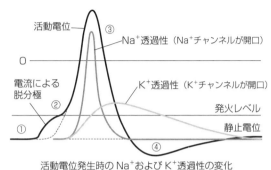

活動電位発生時の Na⁺および K⁺透過性の変化

図3-1　ニューロンの活動電位発生過程における膜電位の変化

（出所）坂井・久光（2011）をもとに筆者作成。

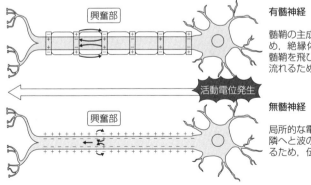

有髄神経

髄鞘の主成分は脂質であるため, 絶縁体の役割を果たす。髄鞘を飛び越えて活動電位が流れるため, 伝導速度が速い。

無髄神経

局所的な電流の刺激が, 隣へ隣へと波のように連続的に移るため, 伝導速度が遅い。

図3-2　有髄神経と無髄神経における活動電位の伝道様式

（出所）坂井・久光（2011）をもとに筆者作成。

　一つのニューロンには無数のシナプスがあり，膨大な数の情報が送られている。そのため，一つのシナプスで一度に生じる膜電位の変化はきわめて小さく，単一の活動電位では反応は生じず，興奮性または抑制性の複数の電位を総和した結果，膜電位が閾値に達していれば活動電位が発生する。

1-3　受容体の種類

　前述したように，神経伝達物質がシナプス間隙に放出されると，シナプス後細胞の**受容体**（receptor）に結合することで情報が伝達されるが，それぞれの受容体は特定の神経伝達物質を特異的に認識し結合する。そのため，それぞれの神経伝達物質に対する受容体のある細胞のみに影響を及ぼすが，ほとんどの神経伝達物質には結合できる異なるタイプの受容体（サブタイプ）が複数存在する。

　受容体には，構造と機能特性が異なる**イオンチャンネル型受容体**（ionotropic receptor）と**代謝調節型受容体**（metabotropic receptor）の二つに分類される（図3-3）。イオンチャンネル型は，イオンチャンネルと神経伝達物質の受容体が一体化したタイプで，神経伝達物質が結合すると同時にイオンチャンネルが開くか，または閉じてただちにシナプス後電位を引き起こす。一方，代謝

イオンチャンネル型受容体
結合と同時にイオンチャンネルも開くため，反応が速い。神経筋接合部に存在する，ニコチン型アセチルコリン受容体などがこのタイプ。

代謝調節型受容体
多くの物質を介してイオンチャンネルが開く。立ち上がりは遅いが持続時間が長い。代表例は，ムスカリン型アセチルコリン受容体など。

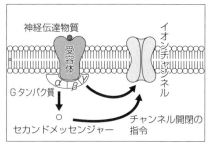

図3-3　イオンチャンネル型受容体と代謝調節型受容体
（出所）坂井・久光（2011）をもとに筆者作成。

調節型は，神経伝達物質が結合すると，シナプス後細胞内を自由に移動できる
Gタンパク質（グアニンヌクレオチド結合タンパク質の略。細胞内情報伝達に関与
する）を介して，間接的にイオンチャンネルを開かせるため，反応は遅いが持
続時間が長く，その作用は広範囲にわたる（Linder & Gilman, 1992）。

それぞれの受容体とも分子的に多様であるため，同じ神経伝達物質であって
も脳の異なる部位に対しては異なる情報を伝達したり，正反対の作用を起こし
たりすることもある（Heuss & Gerber, 2000；Waxham, 1999）。たとえば，アセ
チルコリンの場合，骨格筋ではイオンチャンネル型のニコチン型アセチルコリ
ン受容体を介して早い脱分極（EPSP）を生じさせるが，心筋では代謝型のム
スカリン型アセチルコリン受容体を介して遅い過分極（IPSP）を生じさせる。

2　主な神経伝達物質

2-1　アミノ酸

タンパク質の構成物質であるアミノ酸は，脳内の神経伝達物質として重要で
ある。アミノ酸には興奮性シナプス伝達を促すものと，抑制性シナプス伝達を
促すものがある。主な神経伝達物質は，**グルタミン酸**（glutamate），**アスパラ
ギン酸**（aspartate），**グリシン**（glycine），**γ-アミノ酪酸**（gamma-aminobutyric
acid：GABA）の四つである。グルタミン酸とアスパラギン酸は興奮性であり，
グルタミン酸は脳と脊髄感覚ニューロンに作用し，アスパラギン酸は主に脊髄
で作用する。また，グルタミン酸による興奮性シナプス伝達はEPSPを介し
て神経活動の生成に直接かかわり，シナプス可塑性の誘発を通して神経高次機
能発現にもかかわる。

一方，最も一般的な抑制性神経伝達物質であるGABAは，大脳と小脳の両
皮質で広範囲にわたり効果を発揮する。また，グリシンも脊髄介在ニューロン
と下位脳幹で作用する抑制性神経伝達物質である。GABAは活動電位の発生
の頻度や強度，タイミングを抑制する。脳内におけるGABAのような抑制性
の神経伝達物質の欠損は，繰り返し発作や痙攣を起こすてんかんなどの神経過

興奮性疾患の一因になる（杉浦・宇川，2017）。

2-2　モノアミン類

　モノアミン類は，アミノ基を一つだけ含む神経伝達物質の総称である。アミノ酸のチロシンからつくられる**セロトニン，ノルアドレナリン**（ノルエピネフリン），**アドレナリン**（エピネフリン），**ヒスタミン，ドーパミン**などが含まれる。自律神経系を反映する代表的な神経伝達物質として一般的かつ広く知られているノルアドレナリン，アドレナリンとドーパミン（ノルアドレナリンの前駆体）の３種は，カテコール基と呼ばれる化学構造をもつチロシンの水酸化および脱炭酸化によって合成されることから**カテコールアミン**という。

　外界からの様々な刺激（ストレッサー）にさらされると交感神経―副腎髄質（sympathetic-adrenal-medullary axis：SAM）系が活性化され，血中にカテコールアミンが放出される。血圧や心拍，呼吸数，血糖値が上昇し，逆に消化活動を抑制する等，生体がストレッサーに対処できるよう作用する。すなわち，ストレッサーによって引き起こされた怒り・恐怖などの緊急事態に対して生体が適応するための合目的な反応となる。しかし，近年ではカテコールアミンの増加は，生理的・本能的な反応ではなく，社会的あるいは精神的な脅威によって特異的に惹起されていると考えられている（Cohen, Doyle, & Baum, 2006；Mausbach et al., 2006）。

　ノルアドレナリンのほとんどが交感神経終末から放出されたものであるが，アドレナリンは副腎髄質由来である。一般的にアドレナリンは α 受容体（主に血管平滑筋に存在し，血管の収縮に関与）と β 受容体（主に心筋に分布し，心臓の機能亢進や気管支平滑筋の弛緩に関与）の両方に親和性をもち，心拍数の増加や筋心筋収縮力の増強に関与している。ノルアドレナリンは主に α 受容体に作用して血管を収縮させ，血圧を上昇させる。また，ノルアドレナリンによって影響されるシナプスをノルアドレナリン作動性というが，ノルアドレナリン作動性ニューロンは，脳幹に含まれる橋の青斑核（locus ceruleus）に集中し，危険な刺激に対する注意を高めたり，不安・恐怖反応に関与したり，性行動や食欲

☕コラム　恋愛中の脳内では一体どんな変化が起こっている？ ⵤⵤⵤⵤⵤⵤⵤⵤ

　人を好きになることは，覚醒や興奮に大きく関係しており，恋愛中は「不安」や「恐怖」とも大きなかかわりがあるノルアドレナリンの分泌が促進され，心拍数や血圧が高まる。さらに，恋人の写真をみるとドーパミン神経が亢進し，そのときの気持ちの高まりの強さとドーパミンの分泌量が関連している。恋人と会っているときには脳内モルヒネや脳内麻薬とも呼ばれるエンドルフィンが脳内に分泌されている，といった内容をよく見聞きすると思われる。にもかかわらず，ヒトにおいて恋愛中の脳内の変化を明らかにした研究はきわめて少なく，そのため，恋愛中の脳内では一体どんな変化が起こっているのかは解明されていなかった。しかしながら，近年，恋愛中にドーパミン神経が活性化する脳領域を解明した興味深い研究結果が報告されている。その研究（Takahashi et al., 2015）によると，異性と恋愛中の10名を対象にして恋人の写真をみせたときのドーパミンの分泌量を，陽電子放射断層画像法（PET）を用いて測定した結果，大脳皮質の内側眼窩前頭野（報酬系にかかわる領域）と内側前頭前野でドーパミン神経が活性化していることが明らかとなった。さらに，その内側眼窩前頭野におけるドーパミン神経の活性化の程度は，恋人の写真をみたときの気持ちの高まりの強さと正の相関が認められた。このことは，主観的な恋愛感情と，PETによって測定された客観的なドーパミン神経の活動とが関連していることを示すものであり，信頼性が非常に高いといえる。内側前頭前野は報酬系にかかわる領域であることから，ヒトの恋愛感情には報酬系と同様の神経基盤が関与していることが示唆される。

ⵤⵤⵤⵤⵤⵤⵤⵤⵤⵤⵤⵤⵤⵤⵤⵤⵤⵤⵤⵤⵤⵤⵤⵤ

制御にも関係したりする。

　ドーパミンは受け手側である受容体によって，興奮性と抑制性の両方を有することが知られている。ドーパミン作動性ニューロンは中脳の黒質や腹側被蓋野に多く存在し，運動の調節や気分，報酬系に関与する。人や動物の行動の背景には何らかの動機づけがあり，行動を起こすときはドーパミン作動性ニューロンの活動が伴っている。ドーパミンが欠乏すると，運動量が減ると同時に運動機能をうまく制御できなくなり，身体が震えたり，無気力で無関心になる。逆にドーパミンが過剰に放出されると幻覚が起こったり，適切な行動制御ができなくなる。また，薬物依存症の発症にも深くかかわることから，運動と精神の両方に関与する神経調節物質であるといえる。

　一方，これら三つのモノアミンと違い，**セロトニン**，別名5-ヒドロキシトリプタミン（5-hydroxytryptamine：5-HT）はアミノ酸のトリプトファン（精神的

安定や睡眠と関連する）から合成され，**インドールアミン**に分類される。5-HTは，多様な受容体を介して，精神機能以外にも記憶・学習・摂食・睡眠・覚醒・運動・感覚など，多彩な神経調節機能に影響を与える。

　ヒスタミンは末梢では肥満細胞，好塩基球（白血球の一つで，最も数が少ない），クロム親和性細胞（カテコールアミン産生に関連）に大量に含まれ，蕁麻疹や気管支喘息などのアレルギーや炎症時の血管透過性亢進などに関与する。抗ヒスタミン剤が乗り物の酔い止めとして使用され，服用すると眠くなることから，ヒスタミンは覚醒作用と嘔吐誘発作用や，食欲抑制や抗痙攣作用を持つと考えられている。

2-3　アセチルコリン

　代表的な**興奮性生体アミン**であり，最初に同定された神経伝達物質である。脳幹や脊髄のすべての運動ニューロンで合成され，骨格筋や心筋，平滑筋などの運動を制御する。アセチルコリン作動性ニューロンの中で，前脳基底部のマイネルト基底核（前脳底部に存在する神経核）から大脳皮質へ投射するものは注意や認知機能に，内側中隔核（前脳底部に存在する神経核）から海馬に投射するものは記憶や学習に深く関与し，中脳橋被蓋（脳幹にある神経核）から投射するものはレム睡眠や覚醒を制御する。

2-4　神経ペプチド

　興奮の伝達や抑制に関与する神経伝達物質であるペプチドは，タンパク質と同様にアミノ酸が連なったもので，現在50以上の多種多様な神経ペプチドが確認されている。ここでは，主なものを簡単に紹介する。

　バソプレシン

　昇圧作用と抗利尿作用をもつ下垂体後葉ホルモンである。最近では，自閉スペクトラム症などの発達障害や精神疾患との関連が注目されている。

　オキシトシン

　陣痛時の子宮筋収縮や射乳にかかわる下垂体後葉ホルモンである。最近では，

鎮痛効果や不安の軽減，他者への認識（信頼や共感など）や社会行動に関与することが報告されている。また，バソプレシン同様に自閉スペクトラム症などの発達障害や精神疾患との関連も注目されている。

神経ペプチドY

脳と自律神経に存在し，36個のアミノ酸から成る。視床下部の弓状核で合成されたものは摂食行動と関連する。一方，大脳皮質や海馬にも発現し，記憶や学習だけでなく，気分障害にも関与する。

内在性オピオイドペプチド

いわゆる脳内モルヒネで，その特異的受容体に結合し強力な鎮痛作用，いわゆるモルヒネ様作用を発揮する。内因性オピオイドにはエンケファリン類，エンドルフィン類，ダイノルフィン類がある。

オレキシン

視床下部外側野で合成される。日中の眠気発作，情動脱力発作，入眠時幻覚，睡眠時麻痺を4大症状とするナルコレプシーは，オレキシンの異常が原因であることが明らかにされている。

2-5　薬理学とシナプス伝達

神経系伝達物質の生成や放出，作用は神経伝達物質の種類によって多少異なることが知られているが，ほとんどの神経伝達物質に共通して，①神経伝達物質の合成，②小胞内への貯蔵，③小胞から漏出する神経伝達物質の細胞質内での分解，④小胞膜が神経細胞の細胞膜と融合し，小胞内に貯蔵されていた神経伝達物質を細胞外に放出するエキソサイトーシス，⑤自己受容体（シナプス前神経細胞の膜にある受容体の一種で放出した神経伝達物質を回収する）による抑制性フィードバック，⑥シナプス後受容体に結合し活性化，⑦放出された神経伝達物質の不活性化，の七つの過程をたどる（図3-4）。

薬物はシナプス伝達に対して，**アゴニスト**（agonist：作動薬）と**アンタゴニスト**（antagonist：拮抗薬）の二つの基本的に異なる効果，すなわち促進する効果と抑制する効果のいずれかの作用を有している。特異的な神経伝達物質の効

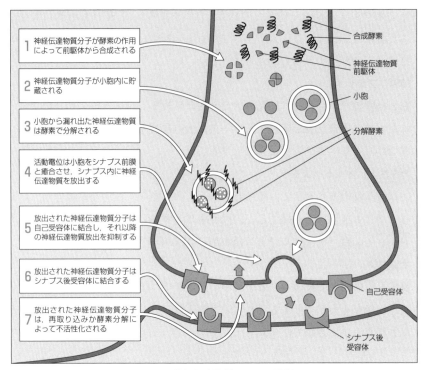

図3-4　神経伝達物質の7つの過程

（出所）Pinel（2003 佐藤・若林・泉井・飛鳥井訳 2005）

果を促進させる薬物のことをアゴニストといい，一方，特異的な神経伝達物質の効果を抑制する薬物をアンタゴニストという。たとえば，ある種のアゴニストはシナプス後受容体に結合してそれらを活性化する。それに対して**受容体ブロッカー**（receptor blocker）と呼ばれるアンタゴニストは，シナプス後受容体に結合することで本来結合すべき神経伝達物質との結合を阻害し，その活性化を起こさないようにする（図3-5）。

　たとえば，**ベンゾジアゼピン系薬**は抗不安作用や鎮静作用，抗けいれん作用を有するが，それらは，GABAのアゴニストとして作用することで抗不安作用を発揮すると考えられている。一方，アトロピンは，抗コリン作用を有する薬物である。具体的には，アセチルコリンのアンタゴニストで，ムスカリン型

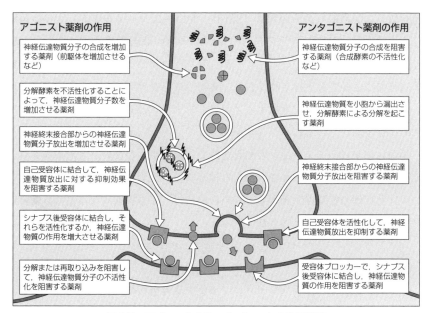

アゴニスト薬剤の作用

- 神経伝達物質分子の合成を増加する薬剤（前駆体を増加させるなど）
- 分解酵素を不活性化することによって，神経伝達物質分子数を増加させる薬剤
- 神経終末接合部からの神経伝達物質分子放出を増加させる薬剤
- 自己受容体に結合して，神経伝達物質放出に対する抑制効果を阻害する薬剤
- シナプス後受容体に結合し，それらを活性化するか，神経伝達物質の作用を増大させる薬剤
- 分解または再取り込みを阻害して，神経伝達物質分子の不活性化を阻害する薬剤

アンタゴニスト薬剤の作用

- 神経伝達物質分子の合成を阻害する薬剤（合成酵素の不活性化など）
- 神経伝達物質を小胞から漏出させ，分解酵素による分解を起こす薬剤
- 神経終末接合部からの神経伝達物質分子放出を阻害する薬剤
- 自己受容体を活性化して，神経伝達物質放出を抑制する薬剤
- 受容体ブロッカーで，シナプス後受容体に結合し，神経伝達物質の作用を阻害する薬剤

図3-5　アゴニストとアンタゴニストの作用機構
（出所）Pinel（2003 佐藤・若林・泉井・飛鳥井訳 2005）

アセチルコリン受容体への結合を阻害することにより，副交感神経の作用を抑制し，胃腸管の運動抑制や心拍数の増大などの作用があると考えられている。

3　神経伝達物質の異常が関連する主な疾患

3-1　気分障害

　気分障害は，気分（感情）と欲動の障害を主徴とし，ノルアドレナリンやセロトニンの低下などが関与していると考えられている。ここでは，気分障害の一つであるうつ病の**モノアミン仮説**について述べる。

　この仮説は，うつ病には脳内におけるノルアドレナリンやセロトニンなどの作動性シナプスにおける異常な活性低下が関連しているというものである。これは，モノアミン枯渇作用のある降圧薬のレセルピンがうつ病を引き起こし，一方，シナプス間隙で神経伝達物質の濃度を増加させる**三環系抗うつ薬**や**選択**

的セロトニン再取り込み阻害薬（SSRI），セロトニン・ノルアドレナリン再取り込み阻害薬（SNRI）などの抗うつ薬がうつ病の改善効果を持つといった臨床的な事実を背景としている（第4章参照）。うつ病のモノアミン仮説は，解剖学的研究によっても支持されており，薬物治療を受けていないうつ病患者では，モノアミンの放出低下を意味するノルアドレナリンとセロトニン受容体のサブタイプが増加していることが明らかにされている（Nemeroff, 1998）。

　しかしながら，モノアミンの欠乏だけでは説明がつかないことが指摘されるようになり，別な仮説として，脳内の神経細胞のシナプス後膜に存在するセロトニン受容体の感受性が高くなっているために，うつ状態になるという**受容体感受性亢進仮説**なども提唱されている。

3-2　不安症

　ノルアドレナリン作動性ニューロンが集まる青斑核の異常活動と，不安症，とくに**全般性不安症**（generalized anxiety disorder：GAD）や**パニック障害**（panic disorder）との関連が数多く指摘されており，血漿中のノルアドレナリンや中枢ノルアドレナリンの最終代謝産物で，不安および緊張状態を反映する有用な指標として考えられている唾液中の3-メトキシ-4-ヒドロキシフェニルグリコール（3-methoxy-4-hydroxyphenylglycol：MHPG）濃度が高いことが報告されている（岡村・津田・矢島・石井・福山, 2007）。**心的外傷後ストレス障害**（post-traumatic stress disorder：PTSD）の発症にノルアドレナリンが関与していることも報告されており，PTSD患者の髄液中ノルアドレナリン濃度が高値であることも明らかにされている（Geracioti et al., 2001）。PTSDの侵入的思考（再体験）や回避症状といった，過覚醒以外の症状もノルアドレナリンの分泌過剰と関連していると考えられている。さらに，解離症状の発現機序にもノルアドレナリンが関与している可能性が指摘されている。

　また，ノルアドレナリン以外でも，多くの抗不安薬がGABA受容体，もしくはセロトニン受容体のアゴニストであるということから，GABAおよびセロトニン作動神経伝達の低下が不安障害において強く関与している可能性が指

摘されている。

3-3　パーキンソン病

　パーキンソン病（Parkinson's disease）は，四肢などの振戦（ふるえ），筋の固縮，無動，姿勢反射障害の四つを代表的な症状とする。加齢に伴って発症することが多いが，若年者が罹患する場合もあり，主に中脳黒質のメラニン色素を含む線条体ニューロンの変性と脱落をきたす疾患である。運動機能にかかわる線条体はドーパミンとアセチルコリンがバランスをとっており，ドーパミンの減少によってアセチルコリンの機能が亢進するとパーキンソン病特有の振戦や筋の固縮などの症状が現れる。運動症状の出現時には線条体のドーパミン分泌は正常のおよそ10分の1まで減少しているといわれており，パーキンソン病の長期経過例では，黒質ならびに線条体のドーパミンがほぼ枯渇しているといわれている。

　抗パーキンソン病薬で不足するドーパミンを補うことにより症状は改善するが，ドーパミンの分泌が過剰になると幻覚や妄想のような精神症状が発現したり，突然治療薬の効果が消失したりする問題もある。また，線条体アセチルコリン受容体をブロックしてドーパミンとのバランスを調整する抗コリン薬などもある。

3-4　強迫症

　強迫症（obsessive compulsive disorder：OCD）は，不条理だと理解しているが，不快な考えやイメージが繰り返し浮かぶ強迫観念と，それを打ち消すために特定の行為を繰り返す強迫行為によって生活が障害される精神疾患で，人口の約1〜2％が罹患するとされている。その多くは思春期過ぎから発症し，従来はセロトニン神経伝達の異常が関与すると考えられてきた。しかし，セロトニン神経伝達を上昇させる抗うつ薬であるSSRIに対する反応率は約50％程度と，一定の改善効果が得られるものの一部にしか効果が認められないことや，効果が得られた反応群であっても残遺症状（寛解しても，いくつかの症状が残っ

たもの）を認めることから，セロトニン神経の問題だけでは説明がつかないことが指摘されるようになった。その後，ドーパミン分泌を調節する抗精神病薬の治療効果が確認されたことや，OCD 患者の脳内ではグルタミン酸の分泌量が増加しており，グルタミン酸神経伝達を抑制する薬剤に OCD の治療効果があると報告されるようになったことから，ドーパミンやグルタミン酸神経伝達の亢進も OCD の発症や維持に重要な役割を果たすと考えられている。

3-5　発達障害

　代表的な発達障害の一つである**注意欠如・多動症**（attention deficit hyperactivity disorder：ADHD）は，多動性・衝動性・不注意を 3 主徴とする。一般的に，脳の成熟や社会的能力の向上に伴いこれらの症状は減弱していくといわれているものの，症状の発現にはドーパミンとノルアドレナリンの低下が関与していると考えられている。ADHD の治療に用いられ中枢神経刺激薬に属する**メチルフェニデート**は，シナプス前細胞膜にあるドーパミンとノルアドレナリンの**トランスポーター**（神経伝達物質を再取り込みすることでシナプス間隙における神経伝達物質量を制御する）に親和性をもち，その働きを阻害する。そのため，メチルフェニデートを服用することで**報酬系**の作用を高めたり，**前頭前野**のノルアドレナリンとドーパミンの濃度が上昇することで，実行機能の働きが高まり，ADHD の症状が改善すると考えられている。

　また，前述したように，バソプレシンおよびオキシトシンが**自閉スペクトラム症**に関与していることが示されている。この研究は始まったばかりであるが，自閉スペクトラム症者の血中オキシトシンは健常者に比較して低い傾向にあり，オキシトシンやバソプレシンを投与することで，他者の感情を読み取るとか，目を合わせるなどの社会行動が改善されると報告されている（東田・棟居，2010）。

　❖考えてみよう
　　なぜ公認心理師を目指す者が，神経伝達物質の働きについて理解する必要があ

るのか？　臨床や検査場面でその知見がどのように役立つのか，具体的に考えて
みよう。

もっと深く，広く学びたい人への文献紹介

ピネル，J.　佐藤 敬・若林 孝一・泉井 亮・飛鳥井 望（訳）（2005）．ピネル
　　バイオサイコロジー――脳―心と行動の神経科学――　西村書店
　　☞本書は，世界で広く読まれているピネル著 *"Biopsychology"* の翻訳書で
　　　あり，わかりやすい解説とともに，多くの美しい図やイラストが駆使され
　　　ており，心と行動の神経科学を理解する助けとなる書である。
坂井 建雄・久光 正（監修）（2011）．ぜんぶわかる脳の事典　成美堂出版
　　☞精密なイラストと豊富でわかりやすい解説で，脳構造と機能から，病気の
　　　メカニズムまで幅広くカバーできるため，教科書的な意味での活用が推奨
　　　される書である。

引用文献

Cohen, S., Doyle, W. J., & Baum, A. (2006). Socioeconomic status is associated with stress hormones. *Psychosomatic Medicine, 68*(3), 414-420.

Geracioti, T. D., Baker, D. G., Ekhator, N. N., West, S. A., Hill, K. K., Bruce, A. B., … Kasckow, J. W. (2001). CSF norepinephrine concentrations in post-traumatic stress disorder. *The American Journal of Psychiatry, 158*(8), 1227-1230.

Heuss, C., & Gerber, U. (2000). G-protein-independent signaling by G-protein-coupled receptors. *Trends in neurosciences, 23*, 469-474.

東田 陽博・棟居 俊夫（2010）．オキシトシンと発達障害　脳21, *13*, 99-102.

Linder, M. E., & Gilman, A. G. (1992). G proteins. *Scientific American, 267*(1), 56-65.

Mausbach, B. T., Ancoli-Israel, S., von Känel, R., Patterson, T. L., Aschbacher, K., Mills, P. J., … Grant, I. (2006). Sleep disturbance, norepinephrine, and D-dimer are all related in elderly caregivers of people with Alzheimer disease. *Sleep, 29*(10), 1347-1352.

Nemeroff, C. B. (1998). The neurobiology of depression. *Scientific American, 278*(6), 42-49.

岡村 尚昌・津田 彰・矢島 潤平・石井 洋平・福山 裕夫（2007）．パニック障害患者の臨床症状と精神神経内分泌免疫学的指標との関連性　ストレス科学, *22*, 60-69.

Pinel, J. P. J. (2003). *Biopsychology* (5th ed.). Boston: Allyn & Bacon.

（ピネル, J.　佐藤 敬・若林 孝一・泉井 亮・飛鳥井 望（訳）(2005).　ピネル バイオサイコロジー──脳─心と行動の神経科学──　西村書店）

坂井 建雄・久光 正（監修）(2011).　ぜんぶわかる脳の事典　成美堂出版

杉浦 嘉泰・宇川 義一（2017).　てんかんとイオンチャネル　臨床神経学, *57*(1), 1-8.

Takahashi, K., Mizuno, K., Sasaki, A. T., Wada, Y., Tanaka, M., Ishii, A., … Watanabe, Y. (2015). Imaging the passionate stage of romantic love by dopamine dynamics. *Frontiers in Human Neuroscience, 9*, 191.

Waxham, M. N. (1999). Neurotransmitter receptors. In M. J. Zigmond, F. E. Bloom, S. C. Landis, J. L. Roberts, & L. R. Squire (Eds.), *Fundamental Neuroscience* (pp. 235-267). New York: Academic Press.

第4章　精神疾患と脳
——主な精神疾患の
　　医学的メカニズム

> 　精神疾患は，正常な精神状態や機能が害され，心身の健康が損なわれた状態
> であり，そのメカニズムは脳の働きと密接に関連している。したがって，公認
> 心理師として援助が必要な個人に適切な助言と指導を提供するためには，精神
> 疾患の脳神経学的な知識と理解は不可欠である。
> 　本章では，主な精神疾患である「うつ病」「統合失調症」「発達障害」「睡眠
> 障害」を取り上げ，その脳機能との関連および医学的なアプローチ（薬物療
> 法）について概説する。

1　主な精神疾患の概要

1-1　うつ病

　うつ病は現代における最も代表的な精神疾患の一つである。世界保健機関
（WHO）によると，世界におけるうつ病の罹患者数は現在3億人を超えると
推定されている。うつ病は気分障害の一つであり，抑うつ気分，意欲・興味の
低下，焦燥感，罪悪感，食欲や体重の著明な変化，不眠，持続的な不安，希死
念慮などの様々な症状を含む症候群である。アメリカ精神医学会による『精神
疾患の診断・統計マニュアル第5版』（DSM-5）の「抑うつ障害群」の分類は，
うつ病，持続性抑うつ障害（気分変調症），重篤気分調節症，月経前不快気分障
害，物質・医薬品誘発性抑うつ障害，他の医学的疾患による抑うつ障害，他の
特定される抑うつ障害，特定不能の抑うつ障害に下位分類されている

（American Psychiatric Association, 2013 髙橋・大野監訳 2014）。これらの疾患の中でも，うつ病（major depressive disorder）は現代精神医療の大きな課題の一つとなっている。うつ病は，抑うつ気分，または興味・喜びの喪失のいずれか，またはその両方の中核症状と，その他四つ以上の症状が 2 週間以上ほとんど毎日持続し，それにより著しい苦痛もしくは顕著な社会的機能障害が認められる場合に診断される。その症状は通常の気分変動や日常生活の出来事に対する一時的な感情的反応とは異なり，精神的なエネルギーの低下により抑うつ気分が長期間持続するのが特徴である。

1-2　統合失調症

統合失調症は，1899年にドイツの精神科医エミール・クレペリンにより早発性痴呆として紹介され，日本では2002年から正式に統合失調症の名称が使用されるようになった。統合失調症は思考や行動，感情を統合する認知的機能が長期にわたって著しく低下する精神疾患であり，その症状は**陽性症状**と**陰性症状**に大別される。陽性症状には，幻覚，妄想，自我意識の障害など統合失調症の中核的な症状が含まれ，陰性症状は，感情の鈍麻や平板化，気力や意欲の低下，抽象的思考力の低下，コミュニケーションの減少など陽性症状以外の症状が含まれる。陰性症状はあまり目立たず，うつ病や適応障害など他の疾患と区別がつきにくいため，診断は陽性症状を中心に下されることが多い。統合失調症のタイプは，主に破瓜型，緊張型，妄想型などがある（詳しい分類についてはWHO の国際疾病分類第11版を参照）。破瓜型は思春期から青年期にかけて発症するケースが多く，その症状は感情機能や社会機能の低下などの陰性症状が中心である。緊張型は主に青年期に突然発症することが多く，カタレプシーなどの極度の身体的緊張や奇妙な行動が特徴である。妄想型は，破瓜型や緊張型よりも発症時期が遅く成人期の初期に多いのが特徴で，陽性症状が中心である。

1-3　発達障害

発達障害者支援法において**発達障害**は，「自閉症，アスペルガー症候群その

他の広汎性発達障害，学習障害，注意欠陥多動性障害その他これに類する脳機能の障害であってその症状が通常低年齢において発現するもの」と定義されている。

　DSM-5 では神経発達症群（neurodevelopmental disorders）に該当し，**自閉スペクトラム症**（ASD），**注意欠如・多動症**（ADHD），**限局性学習症**（SLD）が含まれている。自閉スペクトラム症は，社会的コミュニケーションの障害や反復的・常同的な行動様式に特徴づけられ，しばしば知的能力の障害やアンバランスさを伴う疾患である。従来は広汎性発達障害（PDD）と呼ばれていたが，自閉症やアスペルガー症候群などの疾患はその性質が類似しており，連続体（スペクトラム）を成しているという考えからこの名称が用いられるようになった。注意欠如・多動症は，注意力や集中力の欠如および／または多動性・衝動性を特徴とする発達障害である。これらの症状は幼少期に顕著であり，思春期以降は目立たなくなる傾向があることから，幼少期特有の障害と考えられがちであるが，実際には成人期になっても寛解する可能性は低いとされている。限局性学習症は，全般的な知的能力の発達には遅れがないものの，言語，計算，推論など学習に必要な能力のうち特定の能力の習得や使用に困難をきたす発達障害であり，読字障害（ディスレクシア），書字障害（ディスグラフィア），算数障害（ディスカリキュリア）などが含まれる。

1-4　睡眠障害

　睡眠障害は睡眠と覚醒に関連する様々な疾患の総称であり，一般的によく知られているものとして不眠障害が挙げられる。不眠障害は，入眠困難，中途覚醒，早朝覚醒のいずれかにより十分な睡眠をとることができず，生活の質（QOL）が著しく損なわれた状態である。スピールマン（Spielman, 1986）の**不眠慢性化モデル**によると，不眠障害の発生メカニズムには準備因子，結実因子，永続化因子という三つの要因が深く関係しているとされる。準備因子とは，睡眠に対する個人の生来的な脆弱性を指し，不眠障害の患者は些細な環境の変化やストレスでも眠りが妨げられやすく，もともと不眠を呈しやすい素因を有し

☕コラム　パーソナリティ障害

　パーソナリティ障害は，個人が生活する文化や一般的な基準，常識から著しく逸脱した思考や行動様式に特徴づけられる。たとえば，反社会性パーソナリティ障害の一種であるいわゆるサイコパスは，良心の呵責や罪悪感，共感性の欠如を特徴とし，平然と嘘をついたり，人を欺いたりする傾向がある。最近の研究では，サイコパス傾向の高い個人は，刺激に対して嘘をつくまでの反応時間が速く，認知的な葛藤に関係する前部帯状回の活動が低かったことが見出されており，ためらいなく嘘をついている可能性が指摘されている（Abe, Greene, & Kiehl, 2018）。さらに，サイコパス傾向が自制心や感情制御にかかわる脳領域（前頭前野，島皮質，辺縁系）の活動異常と関連していることを示す結果も得られている（Poeppl et al., 2019）。

　一般的にサイコパスというと，映画に登場するようなシリアルキラーを想像するかもしれないが，実際はそのようなケースは少なく，社会的に成功を収めているサイコパスも多く存在するといわれている。サイコパス研究の専門家であるダットン博士は，自身の著書『サイコパス　秘められた能力』（Dutton, 2012 小林訳 2013）においてサイコパスが多い職業の上位三つに「企業経営者」「弁護士」「テレビやラジオのキャスター」を挙げている。サイコパスは，高いストレス耐性を有しており，人を操作する能力にも優れていることから，リーダー的なポジションに就いて社会で活躍している人も多いのだという。

ている傾向があると考えられている。結実因子とは，不眠の原因となる様々な心理社会的・生理学的要因を指す（例：疼痛，不規則な生活習慣，不安障害などの精神疾患，薬物やアルコールの使用など）。永続化因子は，不眠による慢性的な緊張と学習された睡眠妨害的連想を指し，不眠をさらに悪化させる要因となる。不規則な生活などで不眠が一定期間以上続くと，交感神経の亢進やストレスホルモンの過剰分泌などの生理的変化が生じ，それによりいっそう眠れなくなるという不眠の悪循環が生じる。

2　主な精神疾患の脳科学的理解

2-1　うつ病

　現代精神医療において，うつ病発症の脳神経学的機序は**モノアミン仮説**により説明されることが多い。モノアミン仮説とは，モノアミン（セロトニンやノルアドレナリンなどの神経伝達物質。第3章参照）の枯渇作用を有する薬剤がう

つ症状を惹起することや，これらの物質の神経終末への再取り込み阻害作用を
有する薬剤がうつ症状を軽減することなどを根拠に提唱されてきた学説である。
うつ病の治療薬として一般的に使用されている，**選択的セロトニン再取り込み
阻害薬（SSRI）やセロトニン・ノルアドレナリン再取り込み阻害薬（SNRI）**
は，このモノアミン仮説にもとづいて開発されてきたものである。

　うつ病の脳神経学的病態に関しては，機能的磁気共鳴画像法（fMRI）などの
画像診断法を用いた研究により，海馬の萎縮や梁下野前帯状回の体積減少など，
脳の局所的変化を伴うことが示されている（Campbell, Marriott, Nahmias, &
MacQueen, 2004）。さらに，最近では，報酬予測と情動伝達などにかかわる脳
の神経回路の変化にも関連していることが明らかにされている（e.g., Mulders,
van Eijndhoven, Schene, Beckmann, & Tendolkar, 2015）。現在提唱されている代表
的なうつ病の脳内ネットワークモデルとしては，**皮質―辺縁系モデル，皮質―
線条体―淡蒼 球 ―視床モデル，デフォルト・モード・ネットワークモデル**が
挙げられる（Graham et al., 2013）。皮質―辺縁系モデルは，前頭葉皮質の辺縁
系に対する制御機能の障害がうつ病の発症に関連していることを仮定しており，
皮質―線条体―淡蒼球―視床モデルは，このループ回路における線条体黒質の
機能障害がうつ症状を引き起こしているとするものである。デフォルト・モー
ド・ネットワークモデルは，安静時に賦活し，自我や自己意識に関連する前頭
葉内側部，前帯状回，後帯状回，下頭頂小葉などの領域のネットワークの異常
が，うつ病特有のネガティブな自動思考（反芻）につながっていると想定して
いる。それぞれのモデルに対応する脳内ネットワークを図 4-1 に示す。

2-2　統合失調症

　統合失調症のメカニズムは未だ完全に解明されていないが，その病理モデル
として一般的に支持されているものに**ドーパミン仮説とグルタミン酸仮説**があ
る。ドーパミン仮説は，脳内のドーパミンと呼ばれる神経伝達物質の分泌の亢
進が統合失調症の発症に関与しているとする学説であり，ドーパミン D_2 受容
体遮断作用を有するクロルプロマジンなどの抗精神病薬の有効性をその主な根

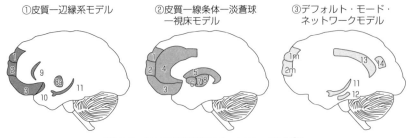

①皮質－辺縁系モデル　　②皮質－線条体－淡蒼球　　③デフォルト・モード・
　　　　　　　　　　　　　　－視床モデル　　　　　　　ネットワークモデル

図4-1　うつ病の脳神経ネットワークモデル

（注）1＝背側前頭葉皮質，1ｍ＝背中側内側前頭葉皮質，2＝腹側前頭葉皮質，2ｍ＝腹側内側
　　　前頭葉皮質，3＝眼窩前頭皮質，4＝前帯状皮質，5＝尾状体，6＝被殻，7＝淡蒼球，8＝
　　　視床下部，8a＝視床前部，9＝吻側前帯状回，10＝前帯状皮質膝下部，11＝海馬，12＝側
　　　頭葉皮質，13＝後部帯状皮質，14＝外側頭頂葉皮質。
（出所）土岐・山脇（2015）をもとに筆者作成。

拠としている。しかし，これまでの研究で，統合失調症患者において必ずしも
ドーパミンの機能亢進が認められるわけではなく，中脳皮質系付近ではむしろ
機能低下が認められることや，ドーパミンD₂受容体遮断作用薬の効果が陰性
症状に対しては限定的であることなども報告されていることから，統合失調症
のメカニズムを部分的に説明するモデルとして位置づける学者も多い。

　一方，**グルタミン酸仮説**は，NMDA（N-methyl-D-aspartate）型興奮性アミ
ノ酸受容体に対して拮抗作用を有するフェンサイクリジンやケタミンなどの薬
剤が統合失調症の陽性症状や陰性症状を惹起することから，当該受容体の機能
低下が統合失調症の発症に関与しているとする学説である。したがって，この
観点では，同受容体の興奮伝達を促すことが症状改善に有効であると考えられ
ている。グルタミン酸仮説は比較的多くの研究によって支持されており，
NMDA型興奮性アミノ酸受容体の部分作動薬（アゴニスト）であるグリシンや
D-サイクロセリンなどの有効性が示されている。

2-3　発達障害

　発達障害は，「神経細胞の増殖→移動→連絡の形成→連絡の適正化」という
脳神経の発生および発達過程の問題によって生じる疾患である（坂爪，2018）。

ASD などの発達障害では，前頭葉と頭頂葉などを結ぶ連合線維や，右脳と左脳を結ぶ交連線維など遠距離の結合が健常者と比べて少ないことなどから，異なる情報を統合する機能に脆弱性があると考えられている（低連結性仮説：Belmonte et al., 2004）。これは，情報を統合し，建設的・効率的に物事を遂行する機能や実行機能に困難を有することや，部分的な情報処理を好むなどの一般的な ASD の認知・行動様式と一致するものである。一方，ASD の社会的機能の障害については，社会脳やミラーニューロンの機能の観点から説明が試みられている。**社会脳**とは上側頭回領域，紡錘状回，扁桃体，眼窩前頭皮質を中心とする脳のネットワークを指し，物理的な社会的情報の処理，表情認知，情動識別，推論などの機能を担っている（Brothers, 1990）。**ミラーニューロン**は，自らが動作をしたときや他者の動作をみたときに反応する神経細胞で，ヒトでは下前頭回，下頭頂葉，上側頭溝，辺縁系などに存在するとされる（Williams, Whiten, Suddendorf, & Perrett, 2001）。ASD では，この社会脳やミラーニューロンの働きに何らかの異常があると考えられている。

SLD に関しても，その根本的な原因は，特定の領域の脳機能の異常によるものと考えられる。たとえばディスレクシアでは，読みの能力と関係する大細胞系視知覚や，音韻意識処理を担う左脳の角回を含む側頭―頭頂領域の神経系の活動に異常が見つかっている（樋口，2018）。また，ディスカリキュリアにおいては，数字の表象や処理に関係する右半球の頭頂皮質後部にある頭頂間溝の機能に異常が認められている（Cantlon et al., 2009）。

2-4 睡眠障害

「夜寝て朝起きる」という睡眠と覚醒のサイクルは，生体の**サーカディアンリズム**（概日リズム）によって制御されている。サーカディアンリズムとは，あらゆる生物にみられる生理的な変動リズムであり，ヒトでは25時間周期とされる。したがって，24時間周期が基準となっている外部環境とは１時間のズレがあることになるが，これは起床時に太陽光を感知することによって修正されている（大川，2009）。

　眠気の発生には，**睡眠物質**と呼ばれるホルモンの働きが深く関係しており，主なものに**メラトニン**がある。メラトニンはトリプトファンから合成されるインドールアミンの一種で，太陽光に反応し覚醒と睡眠のリズムを作っている。しかしながら，不規則な生活や日中に光を浴びない生活を続けていると，メラトニンの分泌のリズムが乱れ，不眠や過眠などの睡眠障害のリスクが高くなる。睡眠障害は，たんに認識・思考・判断などの正常な認知機能を低下させるだけでなく，脳に永久的なダメージを与える可能性も指摘されている。実際に，これまでの動物を用いた研究では，慢性的な睡眠不足はグリア細胞によるシナプスの侵食を促すことや，海馬の萎縮を助長し**アルツハイマー型認知症**の発症率を高めることが報告されている（Bellesi et al., 2017；Novati, Hulshof, Koolhaas, Lucassen, & Meerlo, 2011）。睡眠不足によるこうした脳へのダメージは，完全に回復しない可能性も指摘されていることから，日頃からサーカディアンリズムを意識し，適切な時間に十分な睡眠をとることを心がけることが大切である。

3　精神疾患への医学的アプローチ

3-1　抗うつ薬

　現在国内で使用されている主なうつ病治療薬には，第一世代と呼ばれる**三環系抗うつ薬**や**四環系抗うつ薬**と，第二世代と呼ばれる**選択的セロトニン再取り込み阻害薬（SSRI），セロトニン・ノルアドレナリン再取り込み阻害薬（SNRI）**などがある（表4-1）。これらの薬剤は，いずれも先述のモノアミン仮説にもとづいて開発されてきた抗うつ薬である。第二世代の SSRI や SNRI は，第一世代の抗うつ薬と比べて，抗コリン作用による口渇・便秘・眠気などの副作用が少ないことから，現在のうつ病治療の第一選択薬として推奨されている。また最近では，米国においてケタミンを主成分とする抗うつ薬が開発され，大きな注目を浴びている。ケタミンは麻酔薬として知られており，幻覚や妄想などの作用があることから，日本では限られた医療場面でしか使用されていない。しかし，2000年にイェール大学の研究で抗うつ作用が発見されたこと

表4-1　主な抗うつ薬

		薬剤名	主な商品名
第一世代	三環系抗うつ薬	イミプラミン	イミドール
		アミトリプチリン	トリプタノール
		ノルトリプチリン	ノリトレン
		クロミプラミン	アナフラニール
		アモキサピン	アモキサン
	四環系抗うつ薬	マプロチリン	ルジオミール
		ミアンセリン	テトラミド
		セチプチリンマレイン	テシプール
第二世代	選択的セロトニン再取り込み阻害薬（SSRI）	フルボキサミンマレイン	ルボックス
		パロキセチン	パキシル
		セルトラリン	ジェイゾロフト
		エスシタロプラム	レクサプロ
	セロトニン・ノルアドレナリン再取り込み阻害薬（SNRI）	ミルナシプラン	トレドミン
		デュロキセチン	サインバルタ
		ベンラファキシン	イフェクサー

（出所）今西（2011）をもとに筆者作成。

から，新薬開発に向けて研究が続けられていた。ケタミンの最大の特徴はその即効性にあり，投薬からわずか2時間ほどで効果を発揮する。今後研究が進み，日本でも正式に認可されれば，うつ病治療が大きく進展する可能性がある。

3-2　抗精神病薬

　統合失調症の治療は，抗精神病薬による薬物治療が基本とされており，急性期には適切に症状を抑え，安静を保つことが重要となる。抗精神病薬には大きく分けて**定型抗精神病薬**と**非定型抗精神病薬**の2種類が存在する（表4-2）。定型抗精神病薬は，ドーパミン受容体の特異的な拮抗薬であり，幻覚や妄想などの陽性症状に効果を発揮する。一方，非定型抗精神病薬は，ドーパミン受容体とその他の神経伝達物質の受容体の拮抗作用を有する薬剤で，とくにドーパミン D_2 受容体とセロトニン5-HT_2 受容体の拮抗作用を併せ持つものはセロトニ

表4-2 主な抗精神病薬

	薬剤名	日本における 最初の商品名
定型 抗精神病薬	クロルプロマジン	ウインタミン
	ハロペリドール	セレネース
	フェルフェナジン	フルメジン
非定型 抗精神病薬	アセナピン	シクレスト
	アリピプラゾール	エビリファイ
	オランザピン	ジプレキサ
	クエチアピン	セロクエル
	クロザピン	クロザリル
	パリペリドン	インヴェガ
	ブロナンセリン	ロナセン
	ペロスピロン	ルーラン
	リスペリドン	リスパダール

（出所）日本神経精神薬理学会（2018）をもとに筆者作成。

ン・ドーパミン拮抗薬（SDA）と呼ばれる。SDA は強力なドーパミン D_2 受容体遮断作用により陽性症状を抑えるだけでなく，セロトニン5-HT_2 受容体を介する行動異常の抑制に効果を発揮し，感情鈍磨や自発性の低下など陰性症状の改善にも有効である。また，定型抗精神病薬と比べて手足の震え，不安や焦燥感などの錐体外路症状も起こりにくいことから，安全性が高く，統合失調症の第一選択薬として広く用いられている。

3-3 発達障害における薬物治療

発達障害の治療において薬物療法は基本的に副次的な選択肢とされているが，ADHD などに対して適宜用いられている。現在認可されている代表的な ADHD の治療薬には**メチルフェニデート**と**アトモキセチン**がある。メチルフェニデートは中枢神経刺激剤で，細胞膜のモノアミントランスポーターやノルアドレナリントランスポーターの働きを阻害し，シナプス間隙におけるドーパミンとノルアドレナリン濃度を上昇させることで衝動性を抑える効果がある。ただし，メチルフェニデートは健常人では興奮や過活動を引き起こす覚醒剤類縁の薬物であることから，小児への長期間の投与には慎重を期する必要がある。アトモキセチンは主にノルアドレナリンの再取り込みを阻害する作用を有し，注意散漫や衝動性などの症状を和らげる効果がある。メチルフェニデートと比べて，副作用が少なく依存性の問題がないことから，小児への ADHD の治療薬として広く用いられている。また，発達障害には入眠困難や日中の眠気（ナルコレプシー）などの睡眠の問題が伴うことが多いが，前者の場合には睡眠導

入薬が，後者の場合にはその覚醒作用を利用し，メチルフェニデートが処方されることもある。

3-4　睡眠治療薬

　24時間社会の影響により睡眠の問題が増加する現代社会において，睡眠薬は多くの人が服用する汎用薬となっている。最も一般的に使用されている睡眠治療薬の一つにGABA受容体作動薬が挙げられる。GABA（γ-アミノ酪酸）は脳の興奮を抑える抑制系の神経伝達物質であり，GABA受容体に結合することで鎮静型の睡眠を誘導する。GABA受容体作動薬は，化学構造の違いからさらに**ベンゾジアゼピン系薬剤**と**非ベンゾジアゼピン系薬剤**に分けられる。ベンゾジアゼピン系でよく使用される薬剤にはトリアゾラムやブロチゾラムなどがあり，非ベンゾジアゼピン系にはゾルピデム酒石酸塩やエスゾピクロンなどがある。非ベンゾジアゼピン系薬剤はベンゾジアゼピン系薬剤に比べて眠気が翌日に持ち越されるハングオーバー効果が少ないことから，現代の睡眠治療薬の主流となっている。さらに，最近では，安全性への配慮からメラトニンMT_1/MT_2受容体作動薬もよく使用されるようになっている。メラトニンMT_1/MT_2受容体作動薬は，視交叉上核に存在するメラトニンMT_1/MT_2受容体に作用し，より自然に近い生理的睡眠を誘発する。代表的なものとしてラメルテオンがある。ラメルテオンは大規模な臨床試験によって，睡眠改善の有効性が実証されているだけでなく，GABA受容体作動薬にみられるような副作用が少なく，依存の問題もないことが確認されている（Erman, Seiden, Zammit, Sainati, & Zhang, 2006）ことから，汎用性の高い睡眠薬として期待が高まっている。

❖考えてみよう

　本章では代表的な精神疾患の脳科学的機序について概説した。しかしながら，精神疾患と脳の関連については多くの未解明点が残されており，さらなる研究が不可欠である。したがって，公認心理師は今後の研究動向に積極的に目を向け，知識をアップデートしていく必要がある。先行研究により現在明らかとなってい

る精神疾患と脳の関係をふまえ，今後のあらゆる可能性について考えてみよう。

もっと深く，広く学びたい人への文献紹介

功刀　浩（2012）．精神疾患の脳科学講義　金剛出版
　☞うつ病や統合失調症に関する最新の科学的知見やモデルについて，詳しく
　解説されている。
加藤　忠史（2009）．脳と精神疾患　朝倉書店
　☞うつ病，統合失調症，双極性障害，不安障害，発達障害の現状や原因，今
　後の展望について解説されている。

引用文献

Abe, N., Greene, J. D., & Kiehl, K. A. (2018). Reduced engagement of the anterior cingulate cortex in the dishonest decision-making of incarcerated psychopaths. *Social Cognitive and Affective Neuroscience, 13*(8), 797-807.

American Psychiatric Association (2013). *Diagnostic and statistical manual of mental disorders* (5th ed.). Washington, D.C.: American Psychiatric Association Publishing.
（日本精神神経医学会（日本語版用語監修）髙橋　三郎・大野　裕（監訳）（2014）．DSM-5 精神疾患の診断・統計マニュアル　医学書院）

Bellesi, M., de Vivo, L., Chini, M., Gilli, F., Tononi, G., & Cirelli, C. (2017). Sleep loss promotes astrocytic phagocytosis and microglial activation in mouse cerebral cortex. *Journal of Neuroscience, 37*(21), 5263-5273.

Belmonte, M. K., Allen, G., Beckel-Mitchener, A., Boulanger, L. M., Carper, R. A., & Webb, S. J. (2004). Autism and abnormal development of brain connectivity. *Journal of Neuroscience, 24*(42), 9228-9231.

Brothers, L. (1990). The social brain: A project for integrating primate behavior and neurophysiology in a new domain. *Concepts in Neuroscience, 1*, 27-61.

Campbell, S., Marriott, M., Nahmias, C., & MacQueen, G. M. (2004). Lower hippocampal volume in patients suffering from depression: A meta-analysis. *American Journal of Psychiatry, 161*(4), 598-607.

Cantlon, J. F., Libertus, M. E., Pinel, P., Dehaene, S., Brannon, E. M., & Pelphrey, K. A. (2009). The neural development of an abstract concept of number. *Journal of Cognitive Neuroscience, 21*(11), 2217-2229.

Dutton, K. (2012). *The Wisdom of Psychopaths: What Saints, Spies, and SerialKillers Can Teach Us about Success.* New York: Scientific American/Farrar, Straus and Giroux.

（ダットン，K.　小林 由香利（訳）（2013）．サイコパス 秘められた能力 NHK 出版）

Erman, M., Seiden, D., Zammit, G., Sainati, S., & Zhang, J. (2006). An efficacy, safety, and dose-response study of Ramelteon in patients with chronic primary insomnia. *Sleep Medicine, 7*(1), 17-24.

Graham, J., Salimi-Khorshidi, G., Hagan, C., Walsh, N., Goodyer, I., Lennox, B., & Suckling, J. (2013). Meta-analytic evidence for neuroimaging models of depression: State or trait? *Journal of Affective Disorders, 151*(2), 423-443.

樋口 大樹（2018）．発達性読み書き障害の脳機能異常部位　高次脳機能研究，*38*(3)，277-280.

今西 泰一郎（2011）．最近の抗うつ薬について　ファルマシア，*47*(9)，804-808.

Mulders, P. C., van Eijndhoven, P. F., Schene, A. H., Beckmann, C. F., & Tendolkar, I. (2015). Resting-state functional connectivity in major depressive disorder: A review. *Neuroscience and Biobehavioral Reviews, 56*, 330-344.

日本神経精神薬理学会（編）（2018）．統合失調症薬物治療ガイド――患者さん・ご家族・支援者のために――　日本神経精神薬理学会

Novati, A., Hulshof, H. J., Koolhaas, J. M., Lucassen, P. J., & Meerlo, P. (2011). Chronic sleep restriction causes a decrease in hippocampal volume in adolescent rats, which is not explained by changes in glucocorticoid levels or neurogenesis. *Neuroscience, 190*, 145-155.

大川 匡子（2009）．生体リズムと光　照明学会誌，*93*(3)，128-133.

Poeppl, T. B., Donges, M. R., Mokros, A., Rupprecht, R., Fox, P. T., Laird, A. R., … Eickhoff, S. B. (2019). A view behind the mask of sanity: meta-analysis of aberrant brain activity in psychopaths. *Molecular Psychiatry, 24*(3), 463-470.

坂爪 一幸（2018）．高次脳機能障害・発達障害のある子どもの就学・復学支援 *The Japanese Journal of Rehabilitation Medicine, 55*, 327-333.

Spielman, A. J. (1986). Assessment of insomnia. *Clinical Psychology Review, 6* (1), 11-25.

土岐 茂・山脇 成人（2015）．脳科学的研究からみたうつ病の診断と治療　日本耳鼻咽喉科学会会報，*118*(7)，829-832.

Williams, J. H., Whiten, A., Suddendorf, T., & Perrett, D. I. (2001). Imitation, mirror neurons and autism. *Neuroscience and Biobehavioral Reviews, 25*(4), 287-295.

第5章 ストレス反応をとらえる
──心と身体のクロストーク

山川香織

　大事な試験を前に，緊張で心臓がドキドキ，手にはたくさんの汗……といったことは誰でも経験があるだろう。このように，心と身体はつながっており，環境の変化に伴う心のゆらぎは，様々な身体変化を促す。だが，それだけではない。過度な緊張が集中力の妨げになるように，認知機能にも影響する。本章では，ストレス反応を通じて，心と身体の間で繰り広げられる様々な相互関係，すなわちクロストークを学び，環境の変化に対し心身を適応的な状態に導く心と身体のネットワークについて理解を深めよう。

1　精神神経内分泌免疫学とストレス

1-1　精神神経内分泌免疫学

　刻一刻と変化する外界の環境に対し，生体システムはつねに様々な反応を示す。これは生体において最適な状態を維持するために，内部状態をある一定の範囲内に保とうとする働きであり，**生体恒常性（ホメオスタシス）**という。精神神経内分泌免疫学は，心理・神経・内分泌・免疫における様々な生体恒常性維持システムの相互作用によって引き起こされる種々の現象を研究対象にした学問領域である。この学問領域は，アーダーら（Ader, Felten, & Cohen, 1981）によって発表された"*Psychoneuroimmunology*"に端を発し，これまで様々な行動や健康の関係を明らかにしてきた。環境の変化に伴う様々な反応を，心理尺度や行動指標だけでなく，中枢および末梢神経系指標，内分泌指標，とき

には免疫指標を同時に測定することによって，ヒトの適応機能の多角的な検証が可能となる。ここでは代表的な研究主題の一つ，危機的状況によって引き起こされる急性ストレスに着目しながら，心と身体の相互関係を紐解いていく。

1-2　ストレスとは

ストレス（stress）という用語は，もとは物理学で用いられていたもので「外的な力によって生じる歪み」という意味をもつ。この用語にはじめて心理的な意味を付与し科学論文で用いたのは，生体恒常性を研究していた生理学者のキャノン（Cannon, W. B.）である。キャノンは恐怖や怒りなどの情動が，心拍増加や血圧の上昇といった心臓血管系反応を引き起こすと考え，この一連の緊張をストレスと呼んだ。個体の命を脅かす状況において，心臓血管系反応の亢進によりエネルギーが産出されることで，戦うか逃げるかといった対処行動を可能にすることから，環境の変化に伴う生体反応は適応的な身体的行動を促すための重要な働きを担うと考えた（Cannon, 1929）。

また，生理学者のセリエ（Selye, H.）は，外部環境からの誘発刺激によって副腎肥大，胸腺やリンパ節の萎縮，胃および十二指腸潰瘍といった三大徴候に代表される**非特異的反応**が生じるとした。セリエは誘発刺激をストレッサー，それによって生じる様々な心身反応をストレス（ストレス反応）と定義した（Selye, 1979）。さらに，ストレス暴露は，その種類にかかわらず内分泌系を中心とした機能が高まり，一連の防衛反応が生じることを見出した。この反応は**汎適応症候群**と呼ばれる。ストレスにさらされると，まず個体は抵抗力を一時的に失った後（ショック相），ストレッサーへの抵抗力を高める（反ショック相）。この最初の段階を警告反応期という。その後，内分泌系の働きにより個体はストレッサーと拮抗するまで抵抗力を高めていき，適応した状態を維持する（抵抗期）。しかし，ストレス暴露が長期化すると，拮抗した状態を保つことができなくなり，抵抗力は徐々に低下，ショック相でみられるような症状が確認される（疲憊期）。このように，セリエはストレス暴露による心身の変化には，心臓血管系と内分泌系の働きが重要であると述べた。

1-3　ストレス反応

　一時的なストレスに暴露されると，交感神経系と内分泌系，そして免疫系システムが駆動し，身体に生じた歪みを戻そうと働く。ストレス暴露によって，急峻な反応を示すのが**交感神経―副腎髄質系**（sympathic-adrenal-medullary axis：SAM 系）である。視床下部から副腎髄質刺激ホルモンが分泌され，交感神経が活性化する。その後副腎髄質に作用し，カテコールアミン分泌が促され，一時的な血糖値や血圧の上昇が生じる。その他にもカテコールアミンは骨格筋の糖や脂肪組織の分解能を高めエネルギー供給を促すことで，ストレス事態に対し心拍増加や血圧の上昇などの積極的な行動をもたらす。こうした交感神経系由来の身体反応は，緊急時や興奮状態における**闘争―逃走反応**（fight-or-flight response）に備えるための自己防御機能であると考えられている。

　一方，比較的緩徐な反応を示すのが**視床下部―下垂体―副腎皮質系**（hypo-thalamic-pituitary-adrenal axis：HPA 系）である。視床下部から副腎皮質刺激ホルモン放出ホルモン（corticotropin-releasing hormone：CRH）が分泌され，下垂体前葉に作用し，副腎皮質刺激ホルモン（adrenocorticotropic hormone：ACTH）の分泌が促される。その後，副腎皮質に作用し，**コルチゾール**に代表されるグルココルチコイドの分泌が確認される。このグルココルチコイドは，血糖値や代謝を高め，ストレスに対する長期的な防衛反応を促す。心拍増加や血圧の上昇といった SAM 系の活動が，ストレス暴露後約10分でベースラインに回帰する一方，コルチゾール反応はストレス後約20〜40分でピークに達し，約60分後にベースラインに回帰することから，HPA 系の活動は SAM 系に比べ持続的であると考えられる。

　ストレス暴露により，これら二つの代表的なシステムに加え，様々な免疫システムが修飾されることが明らかになっている。その一例が，細胞間情報伝達物質であり炎症反応を引き起こすインターロイキン-6や，インターロイキン-1βといった**炎症性サイトカイン**である。急性ストレスの負荷により，炎症性サイトカインの増加が認められ，HPA 系および SAM 系に相互的に作用することが知られている（Steptoe, Hamer, & Chida, 2007）。このように，交感神経系，

内分泌系，免疫系が互いに作用し合うことで，ストレス事態に対処しうる生体環境を作り出していく。

2　ストレス反応による認知機能への影響

2-1　認知資源の低下

　ヒトが情報処理できる容量（認知資源[1]）には限界があり，ストレスや疲労をはじめとする精神的負荷によって，資源が消費されることが知られている（竹中・河原・熊田，2012）。認知資源に大きく左右される認知機能として，実行機能が挙げられる。実行機能とは，複雑な課題の遂行において，情報にもとづいたルールを維持しながら，行動や思考を制御する認知システムである。ストレス下においては，認知資源がストレス関連刺激の情報処理に奪われることで，残りの資源が実行機能の下位要素へ新たに再配分されると考えられている（山川・大平，2018）。本項では，この下位要素である作業記憶，抑制，認知の柔軟性におけるストレスの影響を概観する。

　作業記憶（ワーキングメモリ） とは，学習や意思決定において必要となる情報を一時的に保持するための記憶のことである。ストレスが作業記憶に与える影響について，ストレス課題を実施した後，連続して提示される項目のn個前の項目を回答するn-back課題を行った結果，統制群の参加者に比べて，ストレス群の参加者では反応時間の遅延が認められた（Schoofs, Preuß, & Wolf, 2008）。メタ分析においては，負荷の低い作業記憶課題を採用した研究よりも，負荷の高い課題を採用した研究の方が，よりストレス暴露の影響が顕著であると確認されている（Shields, Sazma, & Yonelinas, 2016）。このことから，ストレスによる作業記憶の低下は認知負荷量が高い場合に限定的に観察される現象であり，負荷量が小さい課題であれば，認知資源が剥奪されても十分処理することが可能であると考えられる。

➡1　情報処理に必要な資源のこと。注意や記憶をはじめとする認知機能は有限であることからエネルギーにたとえられる。

　このようなストレス暴露による作業記憶変容のメカニズムを解明するために，コルチゾールの口腔内投与による実証的検討が数多く行われており，コルチゾール投与によって作業記憶が低下することが報告されている（Wolf, Schommer, Hellhammer, McEwen, & Kirschbaum, 2001）。この機能低下の背景として，ストレス後の作業記憶課題中に背外側前頭前野（dorsolateral prefrontal cortex：DLPFC）活性の低下が報告されていることから，ストレス暴露によって分泌された糖質コルチコイドがDLPFCを修飾することが要因と考えられている（Qin, Hermans, van Marle, Luo, & Fernández, 2009）。

　次に抑制に関して，ストレスが抑制を増強するのか阻害するのかについては，一貫した結果はみられていない。矛盾した結果を招く要因の一つとして，抑制に2種類の成分が混在している点を挙げることができる。抑制は不適切な運動の抑制を担う反応抑制と，選択的注意を担う認知抑制に分けられる。メタ分析では，ストレス暴露によって認知抑制の機能低下がみられる一方で，反応抑制は増強されることが確認されており，ストレスの影響が抑制の成分によって異なる可能性が示唆されている（Shields et al., 2016）。

　認知の柔軟性については，ストレス暴露後に単語や文を完成させるアナグラム課題や，刺激の種類と反応位置の適合性によって反応時間が短縮するサイモン課題などを用いた研究によって，認知の柔軟性が低下することが，比較的一貫して確認されている（Plessow, Fischer, Kirschbaum, & Goschke, 2011）。ただし，認知の柔軟性については，作業記憶や抑制に比べて研究数が少ないことや，用いている課題にばらつきがあることから，妥当性の検討が十分ではない。このことから，ストレス暴露による認知の柔軟性への影響，そしてその背景にある生物学的メカニズムについては，さらなる検討が期待される。

2-2　意思決定

　上述したように，ストレス暴露や疲労をはじめとする精神的負荷は，認知資源を消費し，実行機能の低下を引き起こすことで，状況に応じた適切な情報処理や行動制御の維持を困難にする。このことによって生じるのが，不確実な状

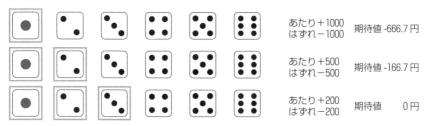

図5-1　ダイス・ゲーム課題

（注）ダイスの出目の組み合わせにより，その結果得られる金額と失われる金額が定められてい
　　　る。参加者はいくつの出目に賭けるかを1つ，2つ，3つのうちから選択する。ギャンブ
　　　ルの期待値は獲得できる金額が小さいほど大きいので，3つの出目に賭けるギャンブルが
　　　最も合理的である。
（出所）Starcke, Wolf, Markowitsch, & Brand（2008）をもとに筆者作成。

況下における**意思決定**の変容である。

　事前のスピーチ課題によりストレス下にあった参加者は，統制群の参加者に
比べて，不確実な意思決定場面において危険な選択肢を選ぶ割合が高くなった
ことが報告されている（Starcke et al., 2008）。たとえば，ダイス・ゲーム課題
（図5-1）を用いた研究では，ストレス暴露によって，得られる金額は少ない
が期待値が高い安全な選択肢ではなく，得られる金額の多い危険な選択を行う
傾向があったことを報告している。さらに，ストレス暴露によって分泌された
末梢血中コルチゾール濃度の上昇とともに危険な選択が増加することが確認さ
れている（Starcke et al., 2008）。

　プットマンら（Putman, Antypa, Crysovergi, & van der Does, 2010）はそうした
危険な選択肢への選好が，大きな利得の追求によるのか，損失への恐れが鈍化
したことによるのかを明らかにするため，利得を得られる課題と損失を被る課
題を用い，それぞれに対する危険な選択肢への選好を検証した。その結果，コ
ルチゾールを投与された群は，利得場面・損失場面にかかわらず一貫して危険
な選択肢を選ぶ割合が高く，大きな利得に反応してしまう報酬への敏感さを亢
進させると同時に，損失への恐れを鈍化させることが明らかとなった。ストレ
ス暴露によって分泌されたコルチゾールは，**扁桃体**や**海馬**，**前頭前野**といった
感情制御に関する神経回路に作用し機能を低下させる（de Kloet, Karst, & Joëls,

☕**コラム　ストレスのよい働き** ᐥᐤᐥᐤᐥᐤᐥᐤᐥᐤᐥᐤᐥᐤᐥᐤᐥᐤᐥᐤᐥᐤᐥᐤᐥᐤᐥᐤᐥᐤᐥᐤ

　多くの人にとってストレスは嫌われ者である。世間には多くのストレス解消をうたった
商品があることからもわかるように，ストレスによって経験されるネガティブな感情や注
意力の低下など，ストレスに対して悪いイメージを抱く人が多いのではないだろうか。

　そんなストレスの悪いイメージを変える研究がある。それは，ストレス暴露によって他
者への信頼感が高まるというものである（von Dawans, Fischbacher, Kirschbaum,
Fehr, & Heinrichs, 2012）。はじめに実験参加者はストレス課題を行い，その後他者への
信頼感を試すゲームを行う。まず，実験参加者のAさんおよびBさんは一定の金額を手渡
され，AさんはBさんに投資するかどうかを求められる。Aさんが投資することによって，
Bさんの獲得額は増加するが，Aさんの所持金は0になる。その後，Bさんは獲得額をす
べて受け取るか，その一部を謝礼金としてAさんに渡すかを選択するようにと教示される。
このような課題において，Aさんは，Bさんを信頼していれば投資をし，信頼していなけ
れば投資はしないはずである。その結果，ストレスがかかっていないときに比べ，ストレ
ス課題直後の方がより投資をすることが明らかになった。つまり，ストレス暴露によって
誰かに頼りたい，誰かを信じたいという気持ちが高まるというのだ。

　このメカニズムの説明として，ストレス下において分泌されるホルモンであるオキシト
シンが関与していると考えられている。オキシトシンは向社会行動を担うといわれており，
オキシトシン分泌によって他者への信頼が高まった可能性がある。このように，ストレス
の作用は身体を省エネ状態にし注意力を鈍らせるが，その分誰かの力を借りて身を守るよ
うに働く。このストレスのよい働きがあるからこそ，私たちは自分が辛いとき苦しいとき
にも他者に助けを求めることで乗り越えることができるのだ。一見不必要にみえるような
心の働きも，視点をかえれば思ってもみないところで私たちの生活の手助けをしてくれて
いる。ストレスのよい働きを見つめ直してみよう。

ᐥᐤ

2008）。このため，損失への鈍化が生じ，利得追求への動機を制することができ
ず，危険な意思決定が優勢になったという可能性が考えられる。

　不確実な状況下における意思決定と SAM 系の反応との関連についても報告
がなされている。安静時のコルチゾールと，SAM 系の活動を反映する分解酵
素である α-アミラーゼを測定し，意思決定課題での選択傾向との関連を検討
した先行研究では，コルチゾールは危険な選択の増加に関連するのに対し，α
-アミラーゼは危険な選択からの回避との関連が確認された（van den Bos,
Taris, Scheppink, de Haan, & Verster, 2014）。このことから，SAM 系と HPA 系
には異なる意思決定への影響があることが推測されるが，SAM 系のストレス

反応と意思決定の関連を取り扱った研究は少なく，さらなる検討が期待される。

　ストレスと意思決定の関係については，不確実な状況下における意思決定だけでなく，遅延割引課題（Kimura et al., 2013）や信頼ゲーム（コラム参照；von Dawans et al., 2012）などでも検討されている。このように，ストレス暴露によって分泌されたコルチゾール等のストレスホルモンがどのような意思決定を促すかを理解することは，危機的状況において適応的つまり望ましい意思決定とは何かを明らかにする一助となるだろう。

2-3　記　憶

　ストレス暴露による認知機能の影響は，その瞬間の認知資源や意思決定だけでなく記憶や学習にも及ぶ。たとえば，災害を経験したときや事故を目撃したときに，自分がどこにいて何をしていたかをよく覚えていることなどが挙げられ，この現象は**フラッシュバルブメモリ**と呼ばれている。

　このような記憶への影響は，重度のストレスフルな体験だけでなく，スピーチなどのストレス課題を用いた実験室実験によっても確認されている。ただし，記憶が促進されるか抑制されるかは，ストレスイベントが生じる記憶プロセスとその時間的近接性に依存することが明らかとなっている（図5-2）。新しい情報を取り込む過程（記銘）の前に経験するストレスイベントは記憶の形成を抑制するが，情報が提示される直前または直後のストレス負荷は，その情報の記憶形成を促進させる。また，記銘された情報を取り出す過程である検索前のストレス負荷は，以前に学習した情報の想起を抑制し，記憶成績に直接影響を与える可能性がある（Vogel & Schwabe, 2016）。

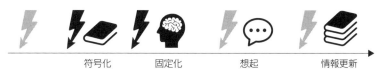

符号化　　　　固定化　　　　想起　　　　情報更新

図5-2　ストレスと記憶の時間的近接性

（注）矢印はストレス暴露のタイミングを示す。タイミングによって，記憶が促進したり（黒矢印），記憶が阻害されたり（灰矢印）する。
（出所）Vogel & Schwabe（2016）をもとに筆者作成。

　さらに，記銘や検索といった記憶プロセスによって獲得された知識は，新しい情報によって頻繁に更新されるが，ストレスはこの情報更新を抑制することを示した研究もある（Schmidt, Rosga, Schatto, Breidenstein, & Schwabe, 2014）。実験１日目に参加者は短いストーリーを暗記し，２日目にはストレス課題後に誤情報を含む質問票が提示され，暗記したストーリーかどうかを回答するよう求められた。３日目には，２日目に提示された正情報，誤情報に加えその他の誤回答を含んだ選択肢から正しい情報を選択する記憶テストが行われた。その結果，統制条件においては，誤情報を正しい情報とみなす誤情報効果が確認されたが，ストレス条件ではこの効果は認められなかった。この結果から，ストレス暴露が誤情報による更新を抑制したことが示唆される。

　このようなストレス直後に観察される記憶への影響は，情報の感情価によってもその振る舞いが異なる。感情に影響しない中性情報の場合には，ストレス暴露によって記憶が抑制されるのに対し，快や不快などの感情を喚起する情報では，ストレス暴露によって記憶が促進されることが報告されている（Jelici, Geraerts, Merckelbach, & Guerrieri, 2004）。快不快にかかわらず感情価をもつ情報というのは，個体にとって重要な情報であることを意味する。このような結果は，感情的な情報を重みづけることで重要な情報を優先的に記憶するという適応的意義をもっているといえるだろう。

　ストレス暴露による記憶への影響は，**カテコールアミン**，グルココルチコイドによる**エピソード記憶**の固定化を担う**海馬**，感情の評価を担う**扁桃体**，そして実行機能を担う**前頭前野**への修飾で説明されてきた。しかし最近の研究では，ストレスの影響はこのような単一システムの変化ではなく，背側線条体や島皮質などを含む広範囲にわたるネットワークの再構成によるものであると考えられている（Schwabe, 2017）。この考え方によれば，ヒトの記憶とは，安静時は実行機能やボトムアップ型学習に支えられた柔軟な「認知的記憶」である一方，ストレス下では実行機能の低下によりトップダウン型学習が優勢となるため反射的な「習慣的記憶」にシフトされる。このように，認知的負荷の低い「習慣的記憶」にシフトすることによって，ストレス対処に認知資源を配分している

可能性があると考えられている。

3 ストレス反応を測定する

3-1 生理指標の測定

　交感神経系機能に関する研究においてよく用いられる指標が心臓血管系反応である。古典的な指標である１分間の心臓の拍動を算出する心拍数（heart rate：HR）の他にも，心臓の拍動周期のゆらぎ（心拍変動）がある。心拍数は交感神経系と迷走神経系（副交感神経系）の修飾を受けており，R-R 間隔（第９章参照）は950 msec から900 msec の範囲で周期的に変動している。この心拍変動に対しスペクトル解析を行うと，**高周波数成分**（high frequency：HF）と**低周波数成分**（low frequency：LF）に分けることができる。HF 成分は迷走神経系を反映しており，LF 成分は交感神経系と迷走神経系の両方を反映していると考えられている。LF/HF 値を交感神経系と迷走神経系のバランスをみる指標として用いることもあるが，心拍変動は自律神経系活動だけでなく循環器系の様々な機能によって調整されるため，他の指標とともに用いるなど注意が必要である。他にも，心臓が収縮して血液が拍出されたときに血管にかかる圧力を表す収縮期血圧，心臓が拡張して血液が取り込まれるときにかかる圧力を表す拡張期血圧などが，交感神経系指標として用いられる。

　内分泌系の代表的な指標であるコルチゾールは唾液試料から採取可能である。スワブ（綿棒）を用いた方法は，スワブを口に入れ舌下に留置し唾液を含ませるものであり，幼児や高齢者でも簡便に採取できる。流涎法は，自然に分泌された唾液を口の中に溜め，ストローを用いて容器に採取する方法である。スワブの素材により測定値が歪むことも報告されているため，近年では流涎法を用いた研究が増えつつある。どちらの方法でも，採取後できる限り早く冷凍することが望ましい。得られた唾液試料からコルチゾール量を測定するためには，酵素免疫測定法（ELISA）という生化学的な分析方法が用いられる。これは，コルチゾールに特異的に結合する抗体を利用して，唾液試料中のコルチゾール

量を測定する方法である。あらかじめ抗体が固定された96穴のマイクロプレートに唾液試料や試薬を入れ，抗体と唾液試料中の抗原を結合させる。その後，発色作用のある試薬を注入すると，抗原量の程度によって発色の強さが変化するため，その値から抗原量を推定できる。

3-2　ストレス課題

　実験室下での急性ストレス反応を検討する際には，統制可能性が高く積極的対処を要求される課題と，統制可能性が低く受動的対処を要求される課題があり，どのようなストレス課題を用いるかによって異なる生理反応が生じることが知られている。

　代表的な積極的対処課題の一つであるトリア社会的ストレステスト（Trier social stress test：TSST）は，スピーチの準備，評定者の前でのスピーチおよび暗算課題で構成されている15分ほどの標準的な面接課題である。このような積極的対処を要求されるストレス事態においては，HPA系の活動が顕著に観察される。**コルチゾール**は，コントロール不可能性と社会的評価による脅威に対して高い反応性を示すことが報告されており，この要素を含むTSSTは標準的なストレス課題として，最もよく用いられており，集団版（von Dawans, Kirschbaum, & Heinrichs, 2011）やオンライン版（Gunnar et al., 2021）などが開発されている。積極的対処を要する課題においてはHPA系の活動が顕著に認められ，代表的なコルチゾール反応は課題後20分ほどで最大値を示し徐々に低下する。一方，受動的対処課題の例として，冷水と温水に繰り返し手を浸す寒冷昇圧課題がある。受動的対処を要求される事態では，SAM系の働きによりα-アドレナリン受容体に媒介された**カテコールアミン**が優勢になることが知られている。以上のことから，実験者は研究目的に合わせて適切な課題を選択する必要がある。

3-3　個人差

　ストレス反応には様々な個人差があることが知られており，性格特性や罹患

状況によって異なる動態を示す。前田・増田・佐藤・嶋田（2016）はメタ分析を用いて診断基準を満たす**社交不安症**群において，高いコルチゾール反応を示すことを明らかにしている。この特徴は，ストレス負荷後だけでなく，ベースラインや課題後の回復期においても高い値を示しており，社交不安症患者がストレス課題を顕著なストレッサーとみなすだけでなく，ストレス課題への予期や課題後における回顧的な認知処理が亢進している可能性が示唆されている。

　また，性別や性周期も大きく関連することが報告されている。閉経前の女性は男性に比べて，一般的に HPA 系および交感神経系を含む自律神経系の反応が低くなるが，黄体期は例外的に高い HPA 系反応を示す（Kajantie & Phillips, 2006）。他にも，年齢や BMI などの身体プロフィール，さらには遺伝子多型によっても反応性は異なることが報告されている。ストレスを理解するためには単一の指標だけでなく，個人の様々な側面から多角的に検証する必要がある。

❖**考えてみよう**
・キャノンの闘争―逃走行動やセリエの汎適応症候群の 3 つの段階について，それぞれ例を挙げてみよう。
・急性ストレスによって生じる身体反応や認知機能への影響を通して，急性ストレスの利点と問題点を考えてみよう。

 もっと深く，広く学びたい人への文献紹介
鈴木 伸一（編著）（2018）．健康心理学の測定法・アセスメント（保健と健康の心理学標準テキスト）　ナカニシヤ出版
　　☞とくに 7 章ではストレスに対する生理反応の概要や研究例，実験上の注意事項についてわかりやすくまとめられている。
坂田 省吾・山田 冨美雄（編）（2017）．生理心理学と精神生理学 第Ⅰ巻 基礎　北大路書房
　　☞とくに14章では精神神経内分泌免疫学で取り扱う指標について，最新の知見を引用しながら丁寧に解説されている。本章では取り上げられなかった免疫系について学びたい人におすすめしたい。

引用文献
Ader, R., Felten, D. L., & Cohen, N. (1981). *Psychoneuroimmunology*. Cambridge,

MA: Academic Press.

van den Bos, R., Taris, R., Scheppink, B., de Haan, L., & Verster, J. (2014). Salivary cortisol and alpha-amylase levels during an assessment procedure correlate differently with risk-taking measures in male and female police recruits. *Frontiers in Behavioral Neuroscience, 7,* 219.

Cannon, W. B. (1929). Organization for physiological homeostasis. *Physiological Reviews, 9*(3), 399-431.

von Dawans, B., Fischbacher, U., Kirschbaum, C., Fehr, E., & Heinrichs, M. (2012). The social dimension of stress reactivity: acute stress increases prosocial behavior in humans. *Psychological science, 23*(6), 651-660.

von Dawans, B., Kirschbaum, C., & Heinrichs, M. (2011). The Trier Social Stress Test for Groups (TSST-G): A new research tool for controlled simultaneous social stress exposure in a group format. *Psychoneuroendocrinology, 36*(4), 514-522.

Gunnar, M. R., Rcid, B. M., Donzella, B., Miller, Z. R., Gardow, S., Tsakonas, N. C., … Bendezú, J. J. (2021). Validation of an online version of the Trier Social Stress Test in a study of adolescents. *Psychoneuroendocrinology, 125,* 105111.

Jelici, M., Geraerts, E., Merckelbach, H., & Guerrieri, R. (2004). Acute stress enhances memory for emotional words, but impairs memory for neutral words. *International Journal of Neuroscience, 114*(10), 1343-1351.

Kajantie, E., & Phillips, D. I. (2006). The effects of sex and hormonal status on the physiological response to acute psychosocial stress. *Psychoneuroendocrinology, 31*(2), 151-178.

Kimura, K., Izawa, S., Sugaya, N., Ogawa, N., Yamada, K. C., Shirotsuki, K., … Hasegawa, T. (2013). The biological effects of acute psychosocial stress on delay discounting. *Psychoneuroendocrinology, 38*(10), 2300-2308.

de Kloet, E. R., Karst, H., & Joëls, M. (2008). Corticosteroid hormones in the central stress response: Quick-and-slow. *Frontiers in Neuroendocrinology, 29*(2), 268-272.

前田　駿太・増田　悠斗・佐藤　友哉・嶋田　洋徳（2016）．社交不安症における心理的ストレッサーに対するコルチゾール反応――メタ分析による検討――不安症研究, *8*(1), 46-57.

Plessow, F., Fischer, R., Kirschbaum, C., & Goschke, T. (2011). Inflexibly focused under stress: acute psychosocial stress increases shielding of action goals at the expense of reduced cognitive flexibility with increasing time lag to the stressor. *Journal of Cognitive Neuroscience, 23*(11), 3218-3227.

Putman, P., Antypa, N., Crysovergi, P., & van der Does, W. A. (2010). Exogenous cortisol acutely influences motivated decision making in healthy young men. *Psychopharmacology, 208*(2), 257-263.

Qin, S., Hermans, E. J., van Marle, H. J., Luo, J., & Fernández, G. (2009). Acute psychological stress reduces working memory-related activity in the dorso-lateral prefrontal cortex. *Biological Psychiatry, 66*(1), 25-32.

Schmidt, P. I., Rosga, K., Schatto, C., Breidenstein, A., & Schwabe, L. (2014). Stress reduces the incorporation of misinformation into an established memory. *Learning & Memory, 21*(1), 5-8.

Schoofs, D., Preuß, D., & Wolf, O. T. (2008). Psychosocial stress induces working memory impairments in an n-back paradigm. *Psychoneuroendocrinology, 33*(5), 643-653.

Schwabe, L. (2017). Memory under stress: from single systems to network changes. *European Journal of Neuroscience, 45*(4), 478-489.

Selye, H. (1979). *The stress of my life: a scientist's memoirs*. New York; Toronto: Van Nostrand Reinhold.

Shields, G. S., Sazma, M. A., & Yonelinas, A. P. (2016). The effects of acute stress on core executive functions: A meta-analysis and comparison with cortisol. *Neuroscience & Biobehavioral Reviews, 68*, 651-668.

Starcke, K., Wolf, O. T., Markowitsch, H. J., & Brand, M. (2008). Anticipatory stress influences decision making under explicit risk conditions. *Behavioral Neuroscience, 122*(6), 1352-1360.

Steptoe, A., Hamer, M., & Chida, Y. (2007). The effects of acute psychological stress on circulating inflammatory factors in humans: a review and meta-analysis. *Brain, behavior, and immunity, 21*(7), 901-912.

竹中 一平・河原 純一郎・熊田 孝恒 (2012). 急性ストレスが選択的注意に及ぼす影響 基礎心理学研究, *31*(1), 42-56.

Vogel, S., & Schwabe, L. (2016). Learning and memory under stress: implications for the classroom. *npj Science of Learning, 1*(1), 1-10.

Wolf, O. T., Schommer, N. C., Hellhammer, D. H., McEwen, B. S., & Kirschbaum, C. (2001). The relationship between stress induced cortisol levels and memory differs between men and women. *Psychoneuroendocrinology, 26*(7), 711-720.

山川 香織・大平 英樹 (2018). ストレス下における不合理な意思決定——認知機能の側面から—— 生理心理学と精神生理学, *36*(1), 40-52.

睡　眠

三 原 健 吾

睡眠の重要性

　私たちが健康に過ごすために，健やかな「睡眠」が必要なのは周知の事実である。睡眠は疲れた脳や身体の回復，組織の修復，免疫力の増強とともに，記憶の整理や固定，情動調節など心身の健康に対して重要な役割を果たしている。たとえば，深いノンレム睡眠時に盛んに分泌される「**成長ホルモン**」は，骨や筋肉の成長やタンパク質の合成を促す働きがあり，細胞の新生や修復，疲労回復に役立っている。そのため，十分で質のよい睡眠は心身の健康のみならず，身体の成長やアンチエイジングにおいても必要不可欠である。

　心配事があって眠れない，旅行先でいつもの枕と違って寝つきが悪かったなどの経験は誰しも持っている。不眠というと睡眠時間が短い人を連想しがちであるが，適正な睡眠時間には個人差がある。そのため，**不眠症**の診断基準には入眠困難，中途覚醒，早朝覚醒，熟睡困難の不眠症状に加えて，日中の疲労や眠気，集中力の低下などの不眠に伴う日中の機能障害も含まれる。慢性化した不眠症は，著しい QOL 低下をもたらし，うつ病や生活習慣病，がんなどの疾患発症や維持と関連することがこれまでの睡眠科学によって明らかにされている。

不眠のメカニズム

　不眠症の発症と維持を説明する有名なモデルにスピールマンら（Spielman, Caruso, & Glovinsky, 1987）が提唱した **3P モデル**がある（図１）。3P モデルでは，①前提因子（predisposing factors），②促進因子（precipitating factors），③維持因子（perpetuating factors）の三つの因子が複合的に作用し，各因子の組み合わせの総和が閾値を超えた場合に，不眠症が発症し慢性化すると仮定する。ストレスに対する脆弱性などの前提因子を持つ者が，急性ストレスや交代勤務による睡眠スケジュールの変化などの促進因子の影響を受けて急性不眠となる。さらに，維持因子として睡眠問題への不安や不眠を悪化させる睡眠習慣，その結果生じる交感神経系の緊張，ストレスホルモン（コルチゾールや副腎皮質刺激ホルモン）の過剰分泌などの眠りを妨げる生理的変化が重なって，慢性不眠が形成される。不眠症状が重症化すると睡眠薬も効きにくくなるため，日頃からの予防対策が重要となる。

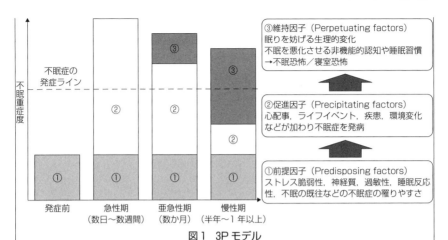

図1　3Pモデル

（出所）Spielman et al.（1987）をもとに筆者作成。

ポジティブ感情と睡眠

　最近では，睡眠に影響を与える重要な心理的要因として，**ポジティブ感情**への関心が高まっている。たとえば，幸せ，喜び，満足，安らぎ，感謝などを含むポジティブ感情は，睡眠問題の少なさや良質な睡眠と関連することが報告されている（Ong, Kim, Young, & Steptoe, 2017）。睡眠に対するポジティブ感情の作用機序について，プレスマンとコーエン（Pressman & Cohen, 2005）は「ストレス緩和モデル」を提唱している。このモデルは，ポジティブ感情がストレスに対する否定的認知や不眠に対する危険因子を減弱し，適切なコーピングを促進することで十分で良質な睡眠もたらすというものである。実際，出来事や人に対する感謝を毎日三つ，2週間にわたって記すことを求めた介入研究では，不安や抑うつが減少するとともに，主観的な睡眠の質が改善することが報告されている（Jackowska, Brown, Ronaldson, & Steptoe, 2015）。しかしながら，睡眠に対するポジティブ感情の役割について未解明な部分も多く，心理生物学的なメカニズムの解明には至っていない。そのため，私たちの健やかな睡眠の生成や，効果的な**スリープマネジメント**の実践へとつながる今後の睡眠研究への期待は大きい。

引用文献

Jackowska, M., Brown, J., Ronaldson, A., & Steptoe, A. (2015). The impact of a brief gratitude intervention on subjective well-being, biology and sleep. *Journal of Health Psychology*, *21*(10), 2207-2217.

Ong, A. D., Kim, S., Young, S., & Steptoe, A. (2017). Positive affect and sleep: A systematic review. *Sleep Medicine Reviews, 35,* 21-32.

Pressman, S. D., & Cohen, S. (2005). Does positive affect influence health? *Psychological Bulletin, 131*(6), 925-971.

Spielman, A. J., Caruso, L. S., & Glovinsky, P. B. (1987). A behavioral perspective on insomnia treatment. *Psychiatric Clinics of North America, 10*(4), 541-553.

第Ⅱ部

記憶，感情等の生理学的反応の機序

第6章　生理学的反応を探ることの意味
──心の変化を生理学的反応から
とらえる

矢島潤平

　なぜ，心の変化を**生理学的反応**からとらえる必要があるのだろうか？　それは，生物の様々な反応のメカニズムを探究できるからである。心理学の領域では，心の変化をとらえるため多様な質問紙が開発されて多く用いられている。質問紙は参加者（場合によっては検査者）の主観的評価に頼るため，しばしば信頼性の低さが指摘されている。その点，生理学的反応は，一部を除いて基本的に被験者が操作することが難しく客観性が確保されている。そのため，機器を準備するなど多少の負担はあるものの，心の変化を観察する際にはエビデンスの高いツールである。実践場面において，主観と客観の両面から参加者（要支援者）の状態を把握することで，具体的な支援方法に役立てることができる。本章では，生理学的反応に焦点をあてて概説する。

1　生理学的反応の理解

1-1　公認心理師は生理学的反応をどう理解すべきか

　公認心理師法第2条4号では「心の健康に関する知識の普及を図るための教育及び情報の提供を行うこと」とされている。また，第43条（資質向上の責務）には「公認心理師は，国民の心の健康を取り巻く環境の変化による業務の内容の変化に適応するため，第2条各号に掲げる行為に関する知識及び技能の向上に努めなければならない」とうたわれている。すなわち，公認心理師は心の健康に関する最新の知見をつねに持ち続けるよう，法律で規定されているのであ

る。臨床現場で生理学的反応を頻繁に観察・測定することは難しいかもしれないが，データを解釈する程度の知識は必要である。たとえば，医療関係者と連携する場合には，要支援者の**生理学的データ**についてディスカッションすることもあるだろう。災害現場で保健師と一緒に被災者支援を行うときに，血圧を測定して体調面のことを伝えたりすると信頼関係が構築できるだろう。もちろん，公認心理師は，血液採取など医行為を伴うものや，専門的技術を必要とする機器での測定や観察などはできないが，アウトプットされた指標を解釈する技能は求められる。たとえば，空腹時血糖値（正常値は，70〜110 mg/dl）が150 mg/dl であったら，血糖値が高く不適切な生活を送っていることが推測されるため，その点を面接で扱うべきである。つまり，心理支援を実施するうえで，要支援者の**生理学的反応**を理解するなどの最低限の知識を身につけておくことは必須である。加えて，心理学やその周辺領域で学ぶべき生理学的反応およびその指標の意味を把握し説明することが求められる。

1-2　実験室研究の臨床場面への貢献

　公認心理師の主たる活動は，要支援者やその周囲の関係者への支援である。そのため，実験室研究とカウンセリング場面との関係性に対する認識が低く，実験室研究を重要視しないままに公認心理師を目指す学生も多いかもしれない。はたして，本当に関係ないのだろうか？　答えはもちろん，No である。現在，カウンセリング場面で用いられている技法等には，実験室研究での知見がかかわっている。たとえば，認知行動療法の理論的背景には，古典的条件づけの研究成果が基礎となっている。他にも，ギャンブル依存症の説明の一つとしてオペラント条件づけのモデル，うつ病の発症モデルの一つとして学習性無力感など，様々な**実験室研究**が関係している。このように，臨床場面での**カウンセリング技法の理論的背景**の根拠に実験室研究の成果が大きく貢献している。

1-3　実験室研究の目的と意義

　実験室研究は，人工的に環境や刺激を操作することで（**独立変数**），どのよ

うな変化（**従属変数**）が起こるかという因果関係を明確にすることを目的に行われるため，実践場面で得られた仮説を検証するのに最も適した方法である。たとえば，参加者が興奮する映像を視聴（独立変数）したときの心拍数の変化（従属変数）を調べて，状態の変化をとらえることができる。このように**実験室研究**は，独立変数と従属変数との**因果関係**を明確にできるため，ヴント（Wundt, W. M.）を筆頭に多くの報告が行われてきた。また，実験室研究は，実験室という限られた空間の中で擬似的な場面を設定できるなど，日常場面で検証しにくい事象を明らかにすることができるというメリットがある。因果関係を検証する際には，独立変数以外の要因が従属変数に影響を及ぼさないようにするために**統制条件**が用いられる。先の例の統制条件は，興奮する映像を視聴していないときの心拍数の変化を調べることである。なお，独立変数を用いる実験は**実験条件**と呼ばれる。実験条件と統制条件を比較検証することで，因果関係を明らかにできる。また，独立変数の内容に応じて，**被験者内研究**と**被験者間研究**の研究デザインがある。前者は，参加者が実験条件と統制条件の両方に参加し（順番は参加者によってランダムである），後者は，参加者が無作為に割り当てられどちらか一方に参加する手続きである。なお，実施の際には，実験内容が参加者に多様な変化をもたらす可能性は否定できないため，倫理的配慮が求められる。

2　生理学的機能と心身の健康

2-1　生理学的経路

　生物の身体は，外部からの刺激に対して，特定の反応を引き起こす。たとえば，対人関係でのトラブルに遭遇すると気分が沈んだり，汗をかいたりするだろう。このように，特定の反応を引き起こす過程の一つに**生理学的経路**が挙げられる。生物の機能は複雑にみえるが，生理学的経路を理解すると，単純かつ明確であることがわかる。たとえば，なぜ痛み止めの薬を飲むと頭痛が改善するかについて考えてみよう。頭痛の原因の一つは，慢性的なストレスなどによ

って首や肩の筋肉が緊張して血流がスムーズに流れなくなり，その結果血管内に老廃物等が溜まることで起こる。そこで，首や肩の筋肉の緊張をとる作用のある薬を投与すると血流がスムーズになり，その結果として頭痛は改善するのである。このように原因と結果の関係を説明する一つが**生理学的経路**である。生理学的経路を理解することで，疾患等のメカニズムを把握するのみならず，**病気の予防**や**健康状態維持亢進**に役立てることができる。

　生理学的経路は，人体の組織に応じて様々に存在している。たとえば，細胞レベルでの活動電位やシナプス伝達，自律神経系の受容体，視覚・聴覚等の神経系，血圧等の心臓血管系，呼吸，内臓，消化器系，ホルモン等の内分泌機能である。これら人体の様々な細胞や組織が連携しながら，生理学的経路を形成しているのである。心理学の領域では，ストレスと心身の健康との関連性が提起される。次にストレスに暴露された際の生理学的経路について説明する。

2-2　ストレスと生物学的反応

　心理社会的ストレスは，生体の様々な機能に作用し，心身の反応を生じさせる。たとえば，対人緊張場面では心拍数が上昇するなどである。ストレスによって引き起こされる精神疾患・身体疾患（ストレス関連疾患）の病態や，発症機序のメカニズムを明らかにすることは，症状改善の援助のみならず，予防，健康増進など日常場面に還元することができる。ストレス関連疾患の症状は，生理学的経路を介して発現するため，心理社会的ストレッサーが心身に及ぼす影響を生物学的反応から明確化できる。生物学的反応は，目視で確認できる発汗・落涙・表情の変化といったものや，機器によって測定する心拍数・血圧など多様である。最近は，心理社会的ストレスが**自律神経系・内分泌系・免疫系**に影響を及ぼすことや，これらの系が相互作用することによって，バランスを保ち健康状態を維持することがわかってきている。そのため，主に三つの系の代表的な生物学的反応の指標であるコルチゾール，free-MHPG，s-IgA が唾液サンプルから測定され，活用されている（岡村・三原・矢島・津田，2014）。

2-3　SAM系とHPA系

　ヒトが外界からの様々な刺激（ストレッサー）にさらされると，そのストレスは，はじめに大脳皮質で知覚され大脳辺縁系を経由して視床下部に伝えられた後，次の二つの経路に分かれ作動することが明らかにされている（Maier & Watkins, 1998）。交感神経―副腎髄質系（sympathetic-adrenal-medullary axis：**SAM系**）と視床下部―下垂体―副腎皮質系（hypothalamic-pituitary-adrenal axis：**HPA系**）である（図6-1）。SAM系は，ノルアドレナリンによって，

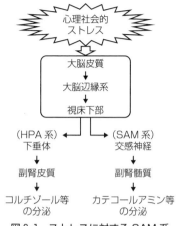

図6-1　ストレスに対するSAM系とHPA系の経路

自律神経系の交感神経系が賦活され，**カテコールアミン**（アドレナリン，ノルアドレナリン，ドーパミン），MHPG（ノルアドレナリンの最終代謝産物），クロモグラニンA，アミラーゼ，セロトニン等が分泌される。その結果として，発汗，覚醒，血圧や心拍・呼吸数・血糖値などの上昇が観察される。HPA系は，視床下部から副腎皮質刺激ホルモン放出因子（CRH）が分泌され，下垂体から**副腎皮質刺激ホルモン（ACTH）**の分泌を促進し，副腎皮質から**コルチゾール**やデヒドロエピアンドロステロン（DHEA）などを分泌する。その結果として，糖新生・血糖値を上昇，炎症を抑制させる等，生体がストレッサーに対処できるよう作用する。また，SAM系とHPA系の働きは免疫系の活動に重要な影響を与えることが明らかとされている。心理学の領域では，唾液中コルチゾールは，HPA系機能を代表する指標として用いられ，たとえば，岡村・津田・矢島・今村（2012）は実験室場面でのストレス負荷によって上昇する傾向があることを報告している。

3　生理学的反応の研究

　次に，心理学の主要なトピックスである学習の基礎過程として，二つの条件
づけを解説する。なぜ梅干しやレモンをみただけで，口の中に唾液を感じるの
であろうか？　これらの疑問は，古典的条件づけとオペラント条件づけで説明
できる。なお，古典的条件づけは，心理学実験にて「瞬目条件づけ」として実
際に体験する大学生も多いと思われる。

3-1　古典的条件づけ

パブロフの犬

　古典的条件づけは，レスポンデント条件とも呼ばれている。これは，ロシア
の生理学者であるパブロフ（Pavlov, I. P.）が消化腺の研究をしているときに偶
然に発見された現象である。図6-2に示すように，空腹の犬においしそうな肉
（無条件刺激：無条件反応を引き起こす刺激）を与えると唾液が分泌される（無
条件反応）。このとき同時に，無条件反応とは関係のないメトロノームの音（中
性刺激）を聞かせることを繰り返し行う。しばらくすると，肉を与えなくても
たんにメトロノームの音を聞かせるだけで，唾液を分泌するようになる。すな
わち，古典的条件づけとは，メトロノームの音（条件刺激）に対して唾液を分

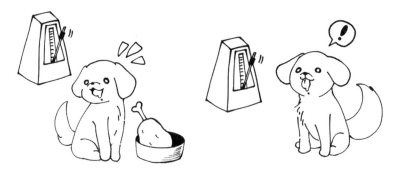

図6-2　パブロフの犬

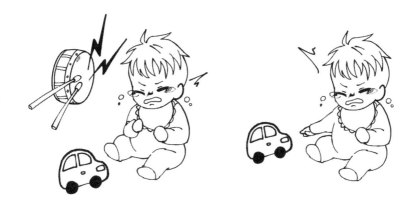

図6-3　アルバート坊やの恐怖条件づけ

泌させる（条件反応）という新しい刺激と反応が形成されることである。

アルバート坊やの恐怖条件づけ

ワトソン（Watson, J. B.）は，アルバート坊やの恐怖条件づけの研究で，**古典的条件づけ**によって恐怖を学習することを報告した（図6-3）。赤ん坊に白いおもちゃをみせながら大きな音をたてると，驚いて泣き出してしまった。この手続きを繰り返し行うと，赤ん坊は白いおもちゃをみただけで泣き出すようになった。さらに白いおもちゃに似たもの，白いウサギなどをみただけで泣き出すようになった。つまり，白いおもちゃを恐怖として**学習**したため，白いものをみただけで泣き出してしまうのであった。

古典的条件づけは，心理学の歴史ともいえる研究であり，パブロフやワトソンの後にも，条件づけの手続きを変更することによって，条件反応を早めたり，遅らせたり，条件刺激を強化させたり消去させたりなど，数多くの報告がある。

3-2　オペラント条件づけ

ソーンダイクの問題箱（試行錯誤研究）

オペラント条件づけとは，個体が自発的に行った行動にある事象を随伴させることによってその反応が変化することである。古典的条件づけが外部刺激によって学習するのに対して，オペラント条件づけは**能動的**にある行動を獲得す

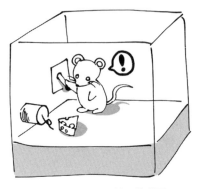

図6-4 スキナー箱の模式図

るという特徴がある。**古典的条件づけ**（respondent conditioning）と**オペラント条件づけ**（operant conditioning）は，スキナー（Skinner, B. F.）がパブロフの発見した条件づけと区別するために命名したことが知られている。ソーンダイク（Thorndike, E. L.）は，いくつかの仕掛けを解くこと（ひもを引くなど）によって扉を開けることができる問題箱を使った研究を行った。空腹のネコを問題箱に入れて，扉の前に餌を置いた。そうすると，ネコははじめ，問題箱から出ようと適当に動くが，その最中に偶然仕掛けにふれて（仕掛けを解く），扉が開くという経験をする。外に出て餌を食べた後，再度問題箱の中に入れられるということを繰り返すと，いつのまにか仕掛けの解き方に気づき，簡単に問題箱から外に出られるようになる。このように**試行錯誤**しながら問題箱から外に出ることを学習するのである。

スキナー箱

　似た実験として，スキナーは，レバーを下げることでチーズが出るスキナー箱を作成した（図6-4）。空腹のラットをスキナー箱にいれたところ，最初は箱の中を歩き回ったり，匂いを嗅いだりと色々な行動をする。しばらくすると，偶然レバーを押して，チーズを得ることができる。この偶然が何回か繰り返されると，ラットはお腹が空くと意識的にレバーを押してチーズを食べるようになる。つまり，レバー押し行動を**自発的に学習**するのである。

3-3　ストレス実験

　令和4年現在，論文検索システムの google scholar にて「ストレス実験」をキーワードに検索をかけると，約2万5000件の論文がヒットする。それらの中には，動物やヒトを対象とした研究報告が数多くみられる。とくに初期のスト

☕コラム　心理学における動物実験と倫理的配慮

　心理学はもちろんのこと，科学分野では動物を対象とした研究報告が多くみられる。本章で紹介しているパブロフの犬をはじめとして，セリエもラットを被検体として汎適応性症候群を発表するなど，重要な知見を提供している。本コラムでは，動物実験における倫理的配慮と，心理学における動物実験とその成果を紹介することで，あらためて動物実験の意義を理解してもらいたい。

　現代において，動物実験は倫理的観点および法律上の規制により厳格なルールにもとづいて行われている。たとえば，「動物の愛護及び管理に関する法律」（1973年制定）第41条により，3Rs の原則（Replacement（代替法の利用），Reduction（動物利用数の削減），Refinement（苦痛の軽減））が規定され，「実験動物の飼養及び保管並びに苦痛の軽減に関する基準」（2006年環境省告示第88号）によって，実施機関における動物福祉に関する自主管理等が定められている。

　表6-1にこれまで，心理学の領域で行われてきた主な動物実験を紹介する。これらの研究成果が，ヒトの生命科学のメカニズム解明の基礎となっている。

表6-1　心理学における動物実験

研究者	動物	キーワード
パブロフ	犬	古典的条件づけ
スキナー	ラット，ハト	道具的条件づけ
ソーンダイク	ネコ	迷路実験
ケーラー	チンパンジー	洞察研究
セリグマン	犬	学習性無力感
ハーロー	アカゲザル	愛着障害
キャノン	ネコ	闘争－逃避反応
セリエ	ラット	汎適応性症候群
ワトソン	ヒトの赤ちゃん	恐怖条件づけ
モーガン	犬	試行錯誤
プフングスト	馬	観察
ローレンツ	水鳥	刷り込み

レス実験は，キャノン（Cannon, W. B.）の**闘争－逃避反応**（fight-or-flight response），セリエ（Selye, H.）の**汎適応症候群**など動物を対象とした研究報告がみられる。

動物を対象としたストレス実験

　キャノン（Cannon, 1914）は，危険なストレッサーにさらされたとき，怒りの感情による闘争反応，あるいは恐怖の感情による逃走反応を示すメカニズムを，アドレナリン分泌から明らかにした。セリエ（Selye, 1936）は，ラットに様々なストレッサー（寒冷，薬物投与など）を負荷したところ，胃や十二指腸内の粘膜損傷，胸腺の萎縮，副腎の肥大が**非特異的なストレス反応**として引き起こされることを報告した。さらに，その反応は，時間経過とともに，警告反応期，抵抗期および疲憊期の過程を経ることを示した。キャノンとセリエの研

究は，今日のストレス研究の基礎といえる。その後も，動物を被検体として，様々なストレッサーを負荷した際の生理学的指標の変動をとらえ，そのメカニズムを解明する研究が行われている。**生理学的指標**は，細胞レベル，神経組織，臓器，個体の行動など研究目的に応じて採用されている。また，一部のガンなどの未解明の疾病のメカニズム解明，新薬開発，食品の安全性の確認など，他に代替の方法がない場合にも行われている。

ヒトを対象としたストレス実験

　ヒトを対象としたストレス実験も，実験室や生活場面などで伝統的に実施されてきた。心理学領域では，ヴントがライプツィヒ大学に**心理学実験室**を創設し，内観の実験を行ったことが知られている。ヴントの行った実験の概要は，参加者が実験室の中の椅子に座り，目の前に提示される刺激（様々な異なる色など）をみながら自己観察を報告するというものであった。この実験手続きは，今日の実験室でのストレス研究にも引き継がれている。

　標準的な**ストレス実験**の手続き（プロトコール）を紹介する（図6-5）。はじめに，参加者は実験室に入室後，環境に慣れるために一定の時間安静にしてもらう順応期を設定する。その後，**ストレス負荷試験**あるいは**統制条件**（ストレス負荷試験を行わず順応期と同様に過ごす）を実施する。ストレス負荷試験終了後，順応期の水準まで回復するための回復期を設定し，最後に**デブリーフィング**（実験の内容について，丁寧に参加者に説明するとともに質問等に回答すること）にて終了となる。ストレス負荷試験の前後および回復期後に，質問紙への回答（オンラインも利用されている），血液や唾液などのサンプル収集などが行われる。ストレス実験中，心拍数や高周波数成分（high frequency：HF）波など一

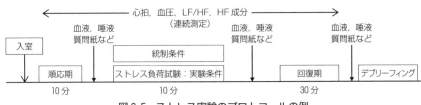

図6-5　ストレス実験のプロトコールの例

部の指標は，経時的に測定される。ストレス負荷試験は数多くの種類があり，特定の情動反応を喚起させるスピーチ課題，暗算（連続減算），鏡映描写，ストループ色一文字干渉課題，パズル，動画視聴などの**精神的ストレス課題**，足を氷水に浸す，トレッドミルでの運動といった**身体的ストレス課題**などである。

ヒトを対象としたフィールド―実験統合研究モデル

　最近では，実験室研究とフィールド研究を統合した**フィールド―実験統合研究モデル**が多く行われている。これはあらかじめ，フィールド場面で特定の要因に合致した参加者を抽出し，実験室でのストレス負荷試験を行い，**心理生物学的ストレス反応**を比較するという研究モデルである。たとえば，うつ症状や身体症状を強く認知している個人は，免疫の反応性が強い（矢島・津田・岡村，2005）などの報告がみられる。つまり，日常生活におけるストレスの主観的評価や健康状態などが，実験室場面でのストレス反応性に影響を与えることを検証する研究である。以下に，この研究モデルを用いた研究を簡単に紹介する（矢島，2019）。

　大学生を対象に主観的幸福感尺度に関する質問紙を実施し，幸福感の高い個人と低い個人を抽出し参加者とした。実験は，図6-5のプロトコールで実施し，ストレス負荷試験としてスピーチ課題と暗算課題を用いた。すると，幸福感の高い個人ほど，ストレス負荷中の心拍数の上昇が抑制され，回復期において順応期の水準に戻る回復性が早かった（図6-6）。すなわち，日常場面での主観的幸福感が，心理生物学的ストレス反応の動態と関連することを示唆している。

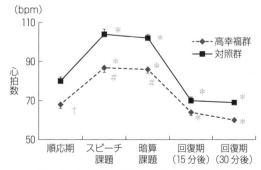

図6-6　心拍数と主観的幸福感との関連性
（注）*p＜0.05（vs 順応期），†p＜0.10（vs 対照群）
　　　#p＜0.05（vs 対照群）。
（出所）矢島（2019）

3-4　介入研究

　介入研究は，日常生活場面

において操作的に介入を行うことで，参加者に何らかの変化をとらえることを目的に行う研究のことである。たとえば，ダイエットの介入研究として，1か月間ウォーキングをして体重が減るかどうか検証するようなものが挙げられる。介入研究は，参加者に介入内容や測定する指標を具体的に提示するため，研究の意図やその効果を実感しやすい。しかしながら，日常生活場面で実施するため，実験室研究のように参加者間の環境等の条件を同一にすることが難しく，介入以外の要因で変化する可能性もあるため，様々な工夫が必要である。介入研究の研究デザインは，実験室と同様に厳密に行う**ランダム化比較試験**（一定期間の介入条件と，介入を行わない統制条件を比較して，介入の効果を検証する研究），参加者の状況などに応じる**事例研究**などがある。たとえば，公認心理師が要支援者に心理学的支援を行ったときの報告などは事例研究にあたる。

　以下に，介入研究の一例を紹介する（Yajima et al., 2015）。就業者を対象として14日間午後にスープを摂取してもらい，朝と夕方の気分とコルチゾール分泌量の差を検証した。スープを摂取をしなかった統制条件に比べて，スープを摂取した条件においてイライラ―怒り得点は有意に低く，朝と夕方のコルチゾール分泌量の差も有意に大きかった。スープの継続摂取が職場で生じるネガティブ気分を緩和するとともに，コルチゾール分泌量の朝夕の差をよりよい状態に変化させたことを示唆している。

4　まとめ

　本章では，心の変化を生理学的反応からとらえるための基礎研究を概説した。公認心理師は心理検査などの主観的評価に加えて，客観性が保証されている生理学的反応の両面からの支援が求められる。さらに多職種と連携して要支援者の支援を行うには，共通言語となる生理学的反応の理解が必須である。要支援者の心の変化を生理学的反応から正確にとらえることで，適切な支援プランの作成やチームアプローチなど，質の高い支援を行うことにつながる。

❖考えてみよう
・公認心理師として，生理学的反応やバイオマーカーをどう解釈するかについて
　考えてみよう。
・要支援者の支援を他職種と連携して行うときに，バイオマーカーをどのように
　利用し共有すべきかについて考えてみよう。
・実験研究などの基礎研究がカウンセリングの技法の理論的背景に貢献している
　かについて考えてみよう。

 もっと深く，広く学びたい人への文献紹介

森 和代・石川 利江・茂木 俊彦（編）（2012）．よくわかる健康心理学　ミネル
　ヴァ書房
　　☞本書は，健康心理学に関してカテゴリー別に丁寧に解説されており，初学
　　者にも理解しやすい。生理学に関する内容も充実している。
堀 忠雄・尾崎 久記（監修）坂田 省吾・山田 冨美雄（編）（2017）．生理心理学
　と精神生理学　北大路書房
　　☞本書は，生理心理学の基礎から応用実践まで幅広く解説している。あらゆ
　　る知識を身につけたいときに利用するとよい。

引用文献

Cannon, W. B. (1914). The emergency function of the adrenal medulla in pain the major emotions. *American Journal of Physiology, 33*, 356-372.

Maier, S., & Watkins, R. (1998). Cytokines for psychologists: implications of bidirectional immune-to-brain communication for understanding behavior, mood, and cognition. *Psychological Review, 105*, 83-107.

岡村 尚昌・津田 彰・矢島 潤平・今村 勝喜（2012）．メンタルストレス・テス
　トに対する心理生物学的ストレス反応の回復過程を促進する天然クスノキ精
　油の効果　*Aroma Research, 49*, 64-68.

岡村 尚昌・三原 健吾・矢島 潤平・津田 彰（2014）．心理社会的ストレスの精
　神神経内分泌免疫学的アプローチ　ストレス科学, *29*(1), 29-44.

Selye, H. (1936). A syndrome produced by diverse nocuous agents. *Nature, 138*, 32.

矢島 潤平（2019）．心拍数，HF 成分及び LF/HF の動態反応と主観的ストレス
　反応との対応性について　技術情報協会（編）　ストレス・疲労のセンシン
　グとその評価技術（pp. 290-299）　技術情報協会

矢島 潤平・津田 彰・岡村 尚昌（2005）．唾液でわかる心身の変調　心理学ワー

ルド, *30*, 13-16.

Yajima, J., Tsuda, A., Okamura, H., Urata, H., Matsubara, A., Mihara, K., … Midoh, N. (2015). Effects of soup intake for fourteen days on the mood and the difference in Cortisol of awakening and evening in the clerical employees: an effectiveness study Trial. *Psychology, 6*, 1108-1113.

第7章　注意と記憶
——注意・記憶研究の臨床的意義

田　山　　淳

> 　我々は，日常生活の中でも，何らかの注意を払って生活している。注意という言葉自体もよく使われる言葉である。たとえば，「足元に注意」「動物に注意」「取り扱い注意」等という標識をみたり，誰かが注意を促す言葉を聞いたりすることはよくある。そのような注意事項にふれたとき，我々は何かに気をつけなければならないという思いを抱く。この日常でもなじみの深い注意について，認知心理学や生理心理学等の専門家は昔から関心を持ち，その研究を発展させてきた。近年，注意に関する諸研究の成果は，臨床心理学分野を含む様々な分野へ応用されはじめている。

1　注意と臨床

1-1　注意の性質
選択的注意

　ひとことで注意といっても，研究や臨床上着目される点は，選択的注意，持続的注意，配分的注意，注意の転換という主に4点である。選択的注意は多くの情報から今現在必要な情報のみを選ぶこと，持続的注意は注意力を持続させること，配分的注意はいくつかのことに同時に注意を向けること，注意の転換はあることに向けている注意を別のことに気づいてそちらに注意を切り替えることであり，それぞれ研究が進められているとともに，研究成果が臨床領域に還元されてきている。ここでは，選択的注意を詳しく扱う。

　選択的注意（selective attention）の代表例で，**カクテルパーティー効果**と呼ばれる現象がある。たとえば，あるパーティーの場で，非常に騒々しい状態になっているとする。あなたがそのパーティー会場にいて，同席の知人と会話している場合，無意識のうちに知人の発言やふるまいだけに注意を向けて情報を収集している，という経験はないだろうか。このようにヒトは雑踏の中から，ある特定の情報を取り上げて話を理解することができる。こうした特定の会話に注意を向けることができる現象が，カクテルパーティー効果と呼ばれる選択的注意の代表例である。

注意障害

　上記のような選択的な注意機能等が，脳損傷によって障害されることがある。これは，注意障害と呼ばれる。高次脳機能障害の患者は，高確率でこの**選択的注意障害**を有する。脳の器質異常を背景とした選択的注意障害では，注意散漫になる傾向がみられるようになる。たとえば，見落とし・聞き漏らしが増えるため，忘れ物が増えたり，仕事のパフォーマンスが低下したりする。選択的注意障害以外にも，持続的注意の障害（持続性），配分的注意の障害（多方向性），注意の転換の障害（転換性）がある。これら4種類の注意は，人の認知機能の基盤であり，日常生活を営むうえでのあらゆる行動に含まれている。

1-2　注意と関連する脳部位

前頭前野

　前頭葉は，図7-1に示す中心溝の左側に位置する脳部位である。その前頭葉の前方に位置する連合野は前頭前野と呼ばれるが，たんに前頭葉と呼ばれることもある。前頭前野は注意ばかりではなく，推理・判断・創造・**ワーキングメモリ**（working memory）・プランニング等，認知機能の大半の機能を担う。悪名高い前頭葉ロボトミー（frontal lobotomy）は，前頭前皮質の切断を伴う精神障害の外科的治療であったが，術後，物事に注意を集中することが困難になった。

　なお，注意および前頭前野と関連するキーワードが，脳内ホルモンの**ドーパ**

ミン（dopamine）である。ドー
パミンは注意の調整に寄与する。
中枢におけるドーパミン神経は
複数の経路で投射しているが，
とくに前頭前野に対する投射が
注意と関連する経路である。

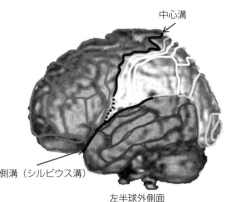

図7-1　前頭葉の位置

注意関連の脳内ネットワーク

　前頭前野が注意の中枢を担う
ということについては先にふれ
たが，注意という人の認知的な
処理は，前頭前野のみで完結するものではない。前頭前野内に存在する部位間
でも情報のやりとりが起こっている。また，視覚や聴覚等，感覚モダリティ
（それぞれの感覚器による感覚のこと）の違いによって様々ではあるが，注意と
関連して，頭頂部，後頭部の活動上昇も起こる。聴覚的な注意に関してみると，
外耳でとらえられた音刺激は，蝸牛神経を介して視床の内側膝状体を通り，
側頭葉の一次聴覚野に入力される。一方，視覚情報は目に入ってきた刺激が視
床の外側膝状体を経由して後頭部の視覚野に投射された後，脳前方の背側視
覚路と腹側視覚路に信号を投射される。背側路は，空間と位置や動きに関する
注意を担う経路である。腹側路は視覚対象が何かを認識する経路である。嗅
覚・触覚・味覚に関する注意についても，それぞれのモダリティ毎の脳内ネッ
トワークが形成されていることで，その注意が正常に機能している。

1-3　注意の偏向や異常

注意偏向

　認知療法，認知行動療法で有名なアーロン・ベック（Beck, A. T.）は，うつ
病患者に共通した特徴として，悲観的・否定的な考え方をする等の認知的な偏
りを持っていることを発見し，その認知的な偏りを**認知偏向**（cognitive bias）
と呼んだ（Beck & Clark, 1997）。このような認知偏向は，自分がかけている色

眼鏡のせいで生じるといわれている。どのような色眼鏡をかけているのかは状況によって人それぞれだが，それによって生じる認知偏向は，結果として気分やパフォーマンスにも影響を及ぼすことがわかっている。

　注意偏向（attention bias）というのは，文字通り注意の偏りを意味する。注意機能は認知機能に内包される。注意偏向の例として，たとえば出張中に目的地に向けて外を歩いていたとする。そのときに，風景や人の表情や服装，あるいは飲食店や雑貨屋等々，様々な物事が目からの情報として自然に飛び込んでくる。このような情報だが，じつは人それぞれが無意識に，自分の好む物・人・事を選択しながら注意を向けて情報を選択し，脳で処理している。この現象が注意偏向である。認知偏向が対象物を感覚器でとらえてからしばらく時間をおいて発生するのに対して，注意偏向は判断や推理などの過程を介さず，感覚器で対象物をとらえるまさにその過程で起こる偏向である。

注意偏向とメンタルヘルス

　メンタルヘルス不良者は，このような注意レベルでのネガティブ事象の選択を，意識せずに日常生活の中で頻繁に行っている。心理学者のマクロードら（MacLeod, Mathews, & Tata, 1986）は，注意偏向を明らかにする実験を行った。彼らの実験では，PCモニターの上下に，複数人の"恐れ"と"普通"の表情のペアを連続して次々にランダム提示していく。実験の参加者には，恐れの表情が提示されたらすぐその表情の方向にボタンを押してもらうように教示している。この実験には健常者とメンタルヘルス不良がみられる高不安者が複数参加していたが，実験の結果，高不安者だけが"恐れ"の表情に対してボタンを押す速度（反応時間）が速いことがわかった。つまり，高不安者は自然にネガティブな"恐れ"の表情に注意が向いているので，"恐れ"の表情を選ぶのが非常に速かったという研究の結果である。このようにネガティブな事物へ自然に注意を向けるという注意偏向の脳内メカニズムについては，十分には明らかにされてはいないものの，関連する脳機能異常が背景にあると考えられている。

☕ コラム　注意バイアス修正法

　注意が自然にネガティブな物事に向くということは，脳がポジティブな事象よりもネガティブな事象へ注意を向けることにパワーを使っているという生物学的なメカニズムが強く関与している。このような1-3で取り上げた注意偏向について，ネガティブな注意偏向を修正する臨床的な方法が登場している。それは，**注意バイアス修正法**（attention bias modification：ABM）である。ポジティブな物事に注意が向くようにする一つの方法として，考えの偏りを修正することによって，二次的に注意の偏りを改善するという方法がある。これは，よく知られている認知行動療法や教育等のアプローチである。

　ABM では PC やタブレットを使用したトレーニングを行う（Bar-Haim, 2010）。たとえば，ネガティブな感情を喚起させる画像と，ニュートラルな意味合いの画像をランダムに高速で上下に対提示して，ネガティブではない方の画像を選ぶトレーニングを実施する（図7-2）。先に，高不安者がネガティブな物事を日常生活の中でも多く拾い上げていることを述べたが，この実験では逆に，ニュートラルあるいはポジティブな意味合いをもつ画像を選択していく。このゲームのようなトレーニングを複数回実施すると，ネガティブな刺激への注意の偏りが修正され，ニュートラルあるいはポジティブな意味合いの画像を選ぶ速度がかなり速くなる。なお，行動レベルでの注意偏向の修正として，ボタン押し反応が改善するとともに，脳機能の正常化が認められる（Tayama et al., 2017）。

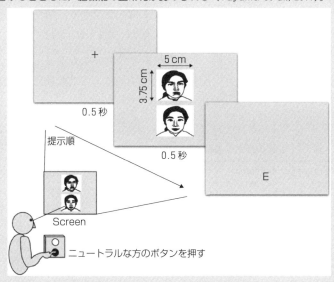

図7-2　注意バイアス修正法の実施例
（注）上が怒り（ネガティブ刺激），下がニュートラル。
（出所）Tayama et al.（2017）をもとに筆者作成。

2　記憶と脳神経系

2-1　記憶の分類

記憶の長さによる分類

　記憶は，その時間的な長さで分類されてきた歴史がある。時間による記憶の分類は，時間の短い方から順に，**感覚記憶**，**短期記憶**，**長期記憶**と呼ばれている（表7-1）。時間が最短の感覚記憶は，人の感覚器官から入力される最初の情報という意味があり，1秒以下というごく短い時間持続する記憶である。数字の記憶にすると4〜5個が限界だとされている。なお，脳内機序としては，各感覚器官から入力された情報が各感覚情報処理の経路を介して，記憶に関連する海馬や先に示した辺縁系などの記憶関連ネットワークに到達する過程である。

　短期記憶では，感覚記憶の中でもとくに個人的に注目・注意された情報が残る。つまり，人の認知機能である注意を介した記憶である。数字の記憶にすると7±2個が限界だとされている。この7個の記憶については，アメリカの心理学者ミラー（Miller, 1956）が，**マジカルナンバー7**と名づけている。この注意と関連した記憶についても，記憶関係の脳領域である前頭前野，扁桃体，海馬，そしてそのネットワークが関与する。

　最後の長期記憶は，数日から生涯にわたって持続する記憶を意味する。箸の使い方，トイレの仕方等は，この長期記憶と関連する。ものをつかむという動作などにも関係する記憶である。記憶する対象・事物への接触が，毎日あるいは高頻度で繰り返される場合に，短期記憶が長期記憶に移行する。この繰り返しは，専門的にはリハーサ

表7-1　記憶の長さによる分類

○感覚記憶（sensory memory）
　・感覚器官を通じて入る最初の情報。短時間（1秒以下）のみ持続
　・数字記憶：4〜5個が限界
○短期記憶（short-term memory）
　・感覚記憶の中で，注目・注意された情報が残る。数秒から数分間持続
　・数字記憶：7±2個が限界
○長期記憶（long-term memory）
　・数日から生涯にわたって持続
　・数字記憶：短期記憶でリハーサルしたもの（繰り返し覚えようとされたもの）が長期記憶に残る

ルと呼ばれ，リハーサルを行うことで海馬などの神経ネットワークが強化される。数字の記憶にすると，短期記憶でリハーサルしたもの（繰り返し覚えようとされたもの）が長期記憶に残る。

長期記憶の分類

先に示した記憶の長さによる分類（時間分類）は一般的な分類であるが，長期記憶のみに着目した分類もある。長期記憶は学力等とも関連することから，以前から研究の対象になってきた。中でも，1980年代のスクワイアとゾラ＝モーガンによる長期記憶の分類が有名である（表7-2）。彼らは，記憶を陳述・宣言記憶（declarative memory）と，非陳述・非宣言記憶（non-declarative memory）に分類した。declareには宣言・陳述する，公表する，発表する等の意味があり，言語が介在するかどうかでこのように2分類したのである。

陳述・宣言記憶については，さらに**エピソード記憶**（episodic memory）と**意味記憶**（semantic memory）に分けられる。エピソード記憶というのは，個人が体験・経験することで獲得した記憶である。個人史であるので，自伝的記憶（autobiographical memory）とも呼ばれている。一方，意味記憶は知識の記憶のことをいう。

非陳述・非宣言記憶は，手続き記憶（procedural memory）ともいわれる。繰り返し練習して覚えるダンスやギター等の技術，自動車の運転方

表7-2　長期記憶の分類

○陳述・宣言記憶（declarative memory）
・エピソード記憶（episodic memory）
　個人史の記憶：自伝的記憶（autobiographical memory）
・意味記憶（semantic memory）
　知識の記憶
○非陳述・非宣言記憶（non-declarative memory）
・手続き記憶（procedural memory）
　わざ，技術，運動技能の記憶

（出所）Squire & Zola-Morgan（1988）をもとに筆者作成。

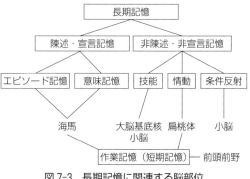

図7-3　長期記憶に関連する脳部位

法等の技能の記憶を指す。

　これらの長期記憶と関連する脳部位についても，陳述・宣言記憶と非陳述・非宣言記憶で異なっている（図7-3）。陳述・宣言記憶は海馬の機能であり，非陳述・非宣言記憶は大脳基底核や小脳（技能），扁桃体（情動），小脳（条件反射）等の機能である。

2-2　記憶と関連する脳部位

海馬の基本的な機能

　記憶と関連した脳部位で真っ先に挙がる名前が海馬である。海馬は，記憶と関連した諸機能を有する。古くから知られているのが，記憶の記銘過程や空間記憶の保持に関連した作業に関与するということである。

　海馬と心理的ストレスとの関連についても，多くのエビデンスが得られている。心理的ストレスを長期間受け続けると，**コルチゾール**（cortisol）の分泌によって，海馬の神経細胞が破壊される。また，双生児研究において，海馬の容積が小さい場合に，**心的外傷後ストレス障害（post traumatic stress disorder：PTSD)** の罹患リスクが高まることがわかっている（Gilbertson et al., 2002）。

海馬の構造

　ネズミ等の下等生物（進化の程度が低いと考えられる動物）の海馬は，脳の全体からみるととても大きなサイズである。つまり，下等生物にとっては，生命を維持するために海馬が重要な役割を担っている。一方，ヒトはその進化の過程で大脳皮質が大きくなった。二足歩行によって，脳への刺激のインプットが増えたことによる影響も大きいと思われる。ネズミの海馬に比べると人の海馬の比率はそれほど大きくない。おそらく，進化の過程で大脳皮質が大きくなるのにしたがって，脳全体における海馬のサイズが小さくなってきたと考えられている。

　しかしながら，ヒトの海馬は脳の中心近くに存在しており（図7-4），ヒトが人として生き，また日常生活を営むために重要な役割を担っている。海馬は，原始皮質（archicortex）または古皮質（allocortex-old pallium）と呼ばれ，構造

上は大脳皮質に包まれるように存在しており，帯状回，扁桃体，視床とともに大脳辺縁系を構成している。なお，辺縁系は後述する健忘とも関連のある側頭葉内側部との強固な神経ネットワークが形成されている（図7-5）。また，海馬は金太郎飴に例えられることがある。それは，どの部分で切断してもひらがなの"つ"の形をした歯状回と，逆の"つ"の形をしたアンモン角が確認できるからである。両者ともに神経細胞が集まっていることで目立つ断面をしている。

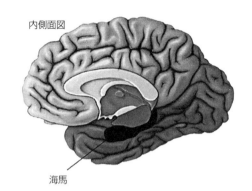

図7-4　海馬の位置（黒塗り部分）
（出所）ベアー・コノーズ・パラディーソ（加藤・後藤・藤井・山崎監訳 2007, p.579）をもとに筆者作成。

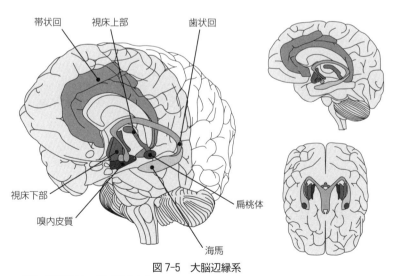

図7-5　大脳辺縁系
（注）歯状回はこの図ではみえない。

2-3　海馬と長期増強

ヘッブの学習仮説

　ヘッブ（Hebb, D.O.）はカナダの心理学者で，今では神経心理学の父と呼ばれている。ヘッブは，学習および記憶において重要なある条件を仮定した。それは，脳の細胞同士が近くにあって，一方が絶え間なく発火していると，もう一方の細胞も刺激されるとともに，両方の細胞の結びつきが強くなる（シナプスが強化される）という仮説である。

　医学の中でも脳科学の中でも，彼の仮説は非常に重要な仮説として取り上げられる。とくに，記憶との関連で取り上げられることが多い。なぜかというと，この仮説が脳のシナプスの可塑性についての法則を謳っているからである。シナプスの可塑性は記憶と密接な関連がある。つまり，シナプスが強化されるということは，伝達効率が増強されるということであり，記憶力が強化されるメカニズムに関連する。逆にシナプス後ニューロンの発火が長期間起きない場合には，シナプスの伝達効率が低下するということを示し，それは記憶力が低下するメカニズムと関連する。

長期増強と学習

　近年，ヘッブの学習仮説は，記憶の**長期増強**（long-term potentiation：LTP）として研究されている。長期記憶というのは，記憶に関する情報伝達効率を高めるメカニズムのことをいう。そもそも，記憶の実体はヘッブの学習仮説で示された，シナプスの伝達効率を増強することである。この伝達効率を高めるメカニズムが，日本語では長期増強，英語で long-term potentiation と呼ばれており，研究者らの間では LTP と略されている現象である。

　心理学分野でシナプスの話が出てくると敬遠する人も多いが，とくに記憶に関連する領域ではとても重要な現象である。少し詳しく説明すると，神経細胞は他の神経細胞と結びついて神経回路を作っていて，神経細胞同士の接点はシナプスと呼ばれている（第3章参照）。このシナプスが長期にわたってしっかりと結びついて伝達効率が上昇する現象が LTP である。実際，神経細胞を同時刺激することにより，二つの神経細胞間の信号伝達が持続的に向上することは，

すでに明らかにされている。つまり，ヘッブの学習仮説は，すでに現代では仮説段階ではなく実証されている事実なのである。LTPは，学習と記憶の根底にある主要な細胞学的メカニズムの一つであると広く考えられている。

　なお，LTPには持続の長短の別が存在する。短いLTPは短期記憶，長いLTPは長期記憶に対応し，長期記憶のみがタンパク質合成を必要とする。持続の長いLTPを発生させるには繰り返し刺激を与える必要がある。物事を覚えようとするときに，反復すると記憶が強固になる理由である。

3　記憶と臨床

3-1　健　忘

コルサコフ症候群による健忘

　健忘と側頭葉の関連は古くから知られてきた。側頭葉は，過去の出来事の記憶に関係している脳部位である。この側頭葉を損傷すると，視覚的に目でとらえた事物を忘れるということが起こるとともに，触った感触（触覚）も忘れてしまうという事例がある。これは，健忘が側頭葉と関与することと，健忘が特別な感覚器に依存するわけではないことを示している。

　健忘のうち，アルコールが関与することで有名なのがコルサコフ症候群である。コルサコフ症候群は，大量のアルコール摂取により，間脳・大脳皮質・視床・小脳にダメージを与えることによって発生する健忘である。運動障害・高度の意識障害・人格変化とも関連するが，それ以外には，肝臓・消化管・心臓疾患による死の危険がある症候群である。

　コルサコフ症候群初期には，**前向性健忘**といって，先のこと，将来のやるべきこと等を忘れやすくなるという症状をきたす。進行してくると，**逆行性健忘**といって，過去の出来事を思い出しにくくなる。

　コルサコフ症候群では，脳の器質的な異常が認められることが多く，脳室の拡大，皮質の萎縮，基底核を中心とした梗塞等がみられる。脳の器質的な異常により，コルサコフ症候群に特有の健忘の症状を含む諸症状が現れる。

アルツハイマー型認知症による健忘

次に，アルツハイマー型認知症による健忘である。アルツハイマー型認知症は，不可逆的な進行性の脳疾患で，記憶や思考能力がゆっくりと障害され，最終的には日常生活の最も単純な作業を行う能力さえも失われる病気である。通常の物忘れと異なるのは，日常生活に支障がある点で，つまり質が異なる。また，新しいことを記憶できない，話していることが理解できない，時間や場所がわからない等の症状が生じる。

病変としては，海馬を中心とした脳全体が時間経過に伴ってゆっくり萎縮していくことが知られている。同世代の健常者とアルツハイマー型認知症の人の海馬を比較すると，アルツハイマー型認知症の人の海馬の体積は健常者と比較して小さいことがわかる。

3-2　非連合学習

ここでは，**学習**（learning）についてみていきたい。人の学習機能は複雑であり，いまだ不明な点が多いのが現状である。しかしながら，これまで行われてきた様々な動物実験を通じて，学習の種類や仕組み，そのプロセスのいくつかが解明されてきている。古くはアメリカの心理学者ラシュレイ（Lashley, 1929）の実験が有名である。ラシュレイの実験では，ラットの脳の損傷部位の大きさと迷路課題の成績の関連を検討しており，損傷部位が大きいほど迷路課題のエラー数が多いことを示した（図7-6）。

学習は大きく分けて**非連合学習**と**連合学習**の二形態がある。何かに関連づけずに反応を得る学習が非連合学習であり，何かに関連づけて反応を得る学習が連合学習である。非連合学習には**慣れ**（habituation）と**感作**（sensitization）の二種類がある。

慣れ

慣れは，我々が日常生活の中でもよく耳にする言葉である。我々は，日常生活の中で，自分にあまり意味のない音や目に飛び込んでくる映像等は，自然と無視してしまっている。この過程は，意識的あるいは無意識的に行われている。

嫌なことでも，何回か直面化していると，それほど気にならなくなるというのが意識的な慣れである。一方，音がうるさい環境でも，しばらくそこで過ごしていると気にならなくなるというのが無意識的な慣れである。つまり慣れというのは，ある種の感覚刺激に意味がないとわかると無視をする学習なのである。この慣れは，ヒトが環境に適応するために必要不可欠な能力ともいえる。

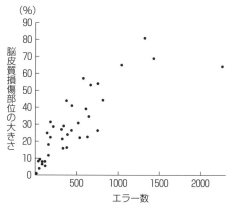

図7-6　ラットの脳の損傷部位の大きさと迷路課題のエラー数
(出所) ベアー・コノーズ・パラディーソ（加藤・後藤・藤井・山崎監訳 2007, p.572）をもとに筆者作成。

感作

　慣れの逆は感作である。慣れは感覚刺激を無視する学習だが，感作は刺激に対する反応を強める学習である。なお，感作自体は，強める・強くするといった意味である。日常場面の例を挙げると，普段は気にしていない刺激に敏感に反応するということがある。たとえば，公園の藪の中からガサゴソと物音が聞こえたとき，周囲の音や様子に神経をとがらせる場合などである。あるいは，PCからいつもはしない異音がしているとき，その風変わりな音に注意を払いながらPCを使用するのも感作という学習形態である。つまり，感作というのは，以前はほとんど関心がなく，反応していなかった刺激に対して反応を強める学習のことを意味している。

　感作や慣れの神経・生理心理学的なメカニズムに関連して，水中生物であるウミウシを使った実験が行われることがある。ウミウシにはエラにつながるサイフォンと呼ばれる管があり，水をサイフォンにかけると，エラを引っ込める反射（エラ引き込み反射）を起こす（図7-7）。なお，この反射はウミウシの腹部神経節を電気刺激しても起こる。エラ引き込み反射は，腹部神経節の中のニューロンを介して起こるが，この反射に関与する運動ニューロン（L7），感覚

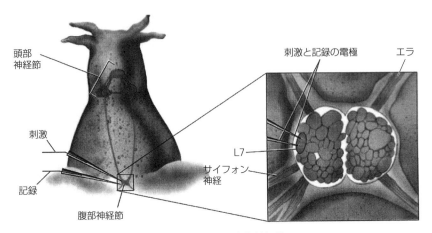

頭部
神経節

刺激と記録の電極　　エラ

刺激

記録

L7

サイフォン
神経

腹部神経節

図7-7　ウミウシの腹部神経節

（出所）ベアー・コノーズ・パラディーソ（加藤・後藤・藤井・山崎監訳　2007，p.599）をもとに
　　　筆者作成。

ニューロン，筋肉は同定されているので，反射と関連する慣れと感作のメカニ
ズムも明らかになっている。ウミウシの実験では，サイフォンを刺激すること
によって反射が起こるが，刺激を繰り返していると筋肉の収縮が弱くなり反応
数が減弱するという慣れが起こる。また，時間的に短く強度の強い刺激をたま
に与えると，ウミウシはその刺激に過敏に反応しエラ引き込み反応が大きくな
るが，この機序が感作である。

3-3　連合学習

古典的条件づけ

慣れ，感作といった非連合学習に対して，連合学習が存在する。連合学習は，
複数の出来事の関連性を形成する行動反応の変化で，古典的条件づけ（classi-
cal conditioning）とオペラント条件づけ（operant conditioning）に分類される
（第6章参照）。まず古典的条件づけとは，関連のない刺激を結びつける学習の
ことをいい，レスポンデント条件づけやパブロフ型条件づけとも呼ばれる。用
語としては，無条件刺激（unconditional stimulus：US），無条件反応（uncondi-
tional response：UR），条件刺激（conditional stimulus：CS），条件反応（condi-

tional response：CR）が重要である。パブロフ（Pavlov, I. P.）の行った実験では，犬に肉をみせて刺激（US）すると，UR としてよだれを垂らすという反応が起こる。この時 CS としてベルの音を聞かせても，犬はとくに反応しない。しかし，この US と CS を同時呈示するという手続き（肉をみせながらベルを鳴らす）を何回か繰り返すと，CS であるベルのみ呈示して肉をみせなくても，ベルの音を聞いただけでよだれがでるようになるが，この反応が CR である。つまり，ある特定の条件刺激の元に，反射行動が起きることが条件反射と呼ばれ，連合学習の一つとして位置づけられている。

オペラント条件づけ

オペラント条件づけ（operant conditioning）は，報酬や嫌悪刺激に対して，自発的にある行動を行うように学習することである。道具的条件づけ，スキナー型条件づけ，オペラント学習等とも呼ばれている。たとえば，ペットの犬におすわりを教えるとき，もしおすわりができたら報酬として餌を与える。それによって，座るという行動が強化され学習が促進されるという仕組みである。つまり，この場合でいうと，食べ物という報酬と座るという行動の関連性を体得する学習である。その連合の存在ゆえ，古典的条件づけとともにオペラント条件づけも連合学習に位置づけられている。

❖考えてみよう

　注意と記憶のうち，とくに注意については近年臨床心理学領域でも着目されている研究である。本章で取り上げた注意のうち，たとえば選択的注意は，どのような場合にその能力が低下してしまうのだろうか。また，能力が低下してしまう場合，どのような日常生活での支障が生じるのだろうか。

もっと深く，広く学びたい人への文献紹介

馬場 元毅（2017）．絵でみる脳と神経 第 4 版——しくみと障害のメカニズム
　　——　医学書院
　　☞本書には，脳神経外科医の著者が自ら描いた脳のイラストが掲載されている。MRI 等の脳画像でも把握するのが難しい脳部位が丁寧に描いてあり，脳の構造を理解する助けとなる書である。

カンデル，E. R.・シュワルツ，J. H.・イェッセル，T. M.・シーゲルバウム，S.
A.・ハズペス，A. J.（編）金澤 一郎・宮下 保司（日本語版監修）（2014）.
カンデル神経科学　メディカル・サイエンス・インターナショナル
☞神経・生理心理学を含む心理生理学的な知識が深く学べる書である。非常
に詳しく書かれているため，辞書的な意味での活用も推奨される。

引用文献

Bar-Haim, Y. (2010). Research review: Attention bias modification (ABM): a novel treatment for anxiety disorders. *The Journal of Child Psychology and Psychiatry, 51*(8), 859-870.

ベアー，M. F.・コノーズ，B. W.・パラディーソ，M. A.　加藤 宏司・後藤 薫・藤井 聡・山崎 良彦（監訳）（2007）. カラー版　神経科学——脳の探求——西村書店

Beck, A., & Clark, D. (1997). An information processing model of anxiety; automatic and strategic processes. *Behavior Research and Therapy, 35*(1), 49-58.

Gilbertson, M. W., Shenton, M. E., Ciszewski, A., Kasai, K., Lasko, N. B., Orr, S. P., & Pitman, R. K. (2002). Smaller hippocampal volume predicts pathologic vulnerability to psychological trauma. *Nature neuroscience, 5* (11), 1242-1247.

Lashley, K. S. (1929). *Brain mechanisms and intelligence: A quantitative study of injuries to the brain.* Chicago: University of Chicago Press.

MacLeod, C., Mathews, A. M., & Tata, P. (1986). Attentional bias in emotional disorders. *Journal of Abnormal Psychology, 95*(1), 15-20.

Miller, G. A. (1956). The magical number seven, plus or minus two: Some limits on our capacity for processing information. *Psychological Review, 63*(2), 81-97.

Squire, L. R., & Zola-Morgan, S. (1988). Memory: brain systems and behavior. *Trends in Neurosciences, 11*(4), 170-175.

Tayama, J., Saigo, T., Ogawa, S., Takeoka, A., Hamaguchi, T., Hayashida, M., ... Shirabe, S. (2017). Effect of attention bias modification on brain function and anxiety in patients with irritable bowel syndrome: A preliminary electroencephalogram and psycho-behavioral study. *Neurogastroenterology and Motility, 29*(12), e13131.

第8章　感情，意識，学習
——神経・生理心理学的理解と臨床

堀内　　聡

　この章では，神経・生理心理学の視点から，私たちの生活に不可欠な感情，意識，学習を学ぶ。私たちは様々な感情を経験し，必要に応じて制御している。この経験と制御が健やかな生活を送るうえで重要である。また，意識があること，すなわち覚醒していることは，私たちの心の働きにとって重要である。たとえば，私たちは覚醒しているからこそ，外界を知覚したり，考えたり，友人と話すことができる。さらに，学習によって私たちは適応的な行動を身につけることができる。たとえば，学校の裏山に行ったら蜂に刺されたという経験をした後に，裏山を避けることができるのは学習のおかげである。これら三つのテーマは不明な点が多く，今後も研究の発展が期待できるテーマである。

1　感　　情

1-1　感情とは
感情の要素

　本章では，感情を自分が置かれた状況に対する認知的評価，自分の気持ちである主観的経験，ある行動に駆り立てる力である思考—行動傾向と身体反応，そして感情に対する反応という要素からなる複雑な事象である（Nolen-Hoeksema, Fredrickson, Loftus, & Wagenaar, 2009）と定義する。これらの要素は完全に独立しているわけではなく，互いに影響し合っている。以下のエピソードは，苦手とする高いところで怖い思いをしたAさんの体験が記述されており，

（　）内には感情の各要素が確認できる。

　Ａさんは高いところが苦手だが，付き合いで展望台に来た。エレベータを降りてあたりをみると，Ａさんは高いところにいることを危機であると認識して（認知的評価），「怖い」という気持ちになった（主観的体験）。また，Ａさんの顔はこわばり（身体反応），脈が増え，足がすくんだ（身体反応）。そのような中，Ａさんは「帰りたい」と思った（思考─行動傾向）が，なんとか我慢した（感情に対する反応）。

　本節では，感情の要素のうち，主に身体反応と認知的評価について，神経・生理心理学の知見を述べる。感情を喚起する，体験するという場合は，主に感情の主観的体験を指している。

感情と大脳辺縁系

　一般的に，感情と関連するとされている脳部位は**大脳辺縁系**である。大脳辺縁系は複数の構成要素から成り立っており，間脳の視床を取り囲むように存在している。大脳辺縁系の構成要素は，いずれも感情と内臓機能の制御という共通の働きを担っている。大脳辺縁系の定義には幅があり，何を大脳辺縁系に入れるかははっきり定まっていない。

　主たる構造として，マッチ（Macchi, 1989）は，**扁桃体・海馬・脳弓・乳頭体・嗅球・中隔・視床下部・帯状回**を挙げている（図8-1）。ここでは，扁桃体と帯状回について述べる。扁桃体は，大脳基底核とともに大脳の深部にあり，左半球と右半球に存在する。扁桃体と聞くと一つの構造体のように思われるが，複数の神経核（たくさんのニューロンの細胞体が集まったもの）の複合体である。

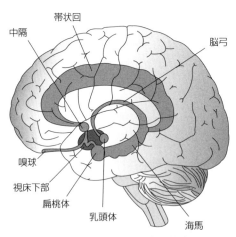

図8-1　大脳辺縁系の主な構造

（出所）ピネル（佐藤・若林・泉井・飛鳥井訳 2005）

扁桃体はアーモンドの形をしており，側頭葉の内側部にある。帯状回は**大脳皮質**のうち，大脳の内側面にある脳回であり，脳梁の辺縁に位置している。アルファベットのＣに似た形をしている。帯状回はその機能によっていくつかの部位に分けられている。中でも前部帯状回は，感情に関連していることが知られており，たとえば怒りや悲しみをイメージすると活性化する（尾仲，2010）。

1-2　身体反応

身体内部の変化

たとえば強い恐怖や怒りなどの感情を体験するとき，私たちは心拍数と呼吸数の増加，発汗の増加，唾液の減少，瞳孔の拡大，鳥肌が立つといった身体反応を経験する。これらの反応は，人を対象とした実験室実験においても認められる。井澤・長野・依田・児玉・野村（2004）は，4桁の減算をしている参加者に「本気を出してください」などの挑発的な声かけを行うことで怒りを喚起し，血圧と心拍数の変化を検討した。読者はこのような実験操作で心拍数や血圧がどのくらい上昇すると予想するだろうか。井澤他（2004）の実験では，心拍数は72.4から83.3（拍／分），収縮期血圧は110.2 mmHg から135.6 mmHg，拡張期血圧は65.9 mmHg から81.0 mmHg へ上昇した。

これらの身体内部の変化は，**自律神経系**の働きによって生じている。自律神経系の働きは，主に視床下部や脳幹にある自律機能の中枢によって制御されている。また，近年では，視床下部と脳幹だけではなく，大脳皮質も同時に活性化していることが明らかになっている。たとえば，大脳皮質である帯状回と島の活動が交感神経の活動と関連する（定藤・吉原，2019）。島は外側溝の内側にある大脳皮質であり，側頭葉，頭頂葉，および前頭葉と接している。

顔の表情の変化

感情を体験するとき，顔の**表情**にも変化が生じる。表情の変化は，他者とのコミュニケーションにおいて重要である。たとえば，話している相手の顔が赤く，口はキッと結ばれ，眉は下がって引き寄せられ，歯はむき出しになっていたら，読者は「怒っているのかな」と推測するだろう。また，表情は知覚を調

整する役割もある。たとえば，サスキントら（Susskind et al., 2008）は，恐怖表情をした場合と嫌悪表情をした場合とで視野の広さと情報をサンプリングする効率を比較した。図8-2のように，嫌悪表情（ｂ）と比較して，恐怖表情（ａ）は眼瞼が開き，眉が上がる。さらに，恐怖表情は視野が広く，情報が効率的にサンプリングされやすいことが明らかになった。

　このような表情の変化は，**表情筋**の収縮によって生じる（島田，2000）。表情筋は顔面骨上にあり，皮膚のすぐ下に存在する，薄く複雑で繊細な筋の総称である。主な表情筋には，前頭筋・皺眉筋（しゅうびきん）・眼輪筋・大頬骨筋・小頬骨筋・上唇挙筋・笑筋・口輪筋・頤筋（おとがいきん）・口角下制筋がある（図8-3）。これらの表情筋は，脳神経の一つである顔面神経の支配を受けている。

　興味深いことに，顔の表情を変化させることによって，主観的に経験される感情の強さが左右される可能性があることが知られている。これを**顔面フィードバック仮説**という（Buck, 1980）。「笑う門には福来る」ということわざがあるが，笑顔を作れば，私たちはポジティブな感情を経験できるのであろうか。ストラックら（Strack, Martin, & Stepper, 1988）は，参加者にペンを唇にくわえる（ふくれっ面を作る）か，歯にくわえた（微笑を作る）うえで，マンガを読んだときに感じる面白さを評定してもらった。その結果，ペンを唇にくわえた場合よりも，ペンを歯にくわえた場合の方が面白さの評定値が高かった。

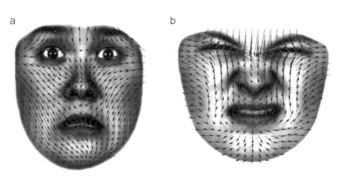

図8-2　恐怖表情（ａ）と嫌悪表情（ｂ）
（出所）Susskind et al.（2008）

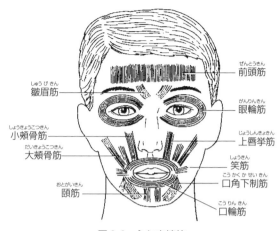

ぜんとうきん
前頭筋

しゅうびきん
皺眉筋

がんりんきん
眼輪筋

しょうきょうこつきん
小頰骨筋

じょうしんきょきん
上唇挙筋

だいきょうこつきん
大頰骨筋

しょうきん
笑筋

こうかくかせいきん
口角下制筋

おとがいきん
頤筋

こうりんきん
口輪筋

図8-3　主な表情筋
（出所）堀・齊藤（編）（1992）

感情と内受容感覚知覚

　身体反応に対する知覚の正確さと，不安および抑うつという感情体験が関連する可能性が示されている。この身体反応に対する知覚を**内受容感覚知覚**という。**内受容感覚**とは，身体内部から生じる刺激（筋肉や内臓の感覚，体水分量など，すべての生理状態）に対する感覚である（Craig, 2002）。内受容感覚は「感覚」であるが，ほとんどが意識されることはない。ポラトスら（Pollatos, Traut-Mattausch, & Schandry, 2009）は，大学生を対象として，25, 35, 45秒という三つの時間内の心拍数を静かに数えてもらい，口頭で報告することを求めた。同時に心電図を用いて，実際の心拍数を測定した。参加者が数えた心拍数と実際の心拍数のずれの程度（三つの時間の結果を合算したもの）が小さい，すなわち内受容感覚知覚が正確な人は，そうでない人と比較して，不安が高く抑うつが低かった。

1-3　状況に対する認知的評価

認知的評価と生理反応との関連

　状況に対する評価の中でも，個人の主観的な解釈や見方のことを認知的評価

という。スパイスマンら（Speisman, Lazarus, Mordkoff, & Davison, 1964）は，性器の一部を傷つけられる割礼の映像に数種類のナレーションを付け，強調された認知的評価の違いによって，皮膚コンダクタンス（**精神性発汗**）が異なるかを検討した。精神性発汗は，精神的なストレスをきっかけとして，手のひら，わき，足の裏で生じる発汗である。その結果，肯定的な側面を強調された参加者と比較して，儀礼の嫌悪的な側面を強調された参加者は精神性発汗が顕著であった。

脳における評価判断

脳内においても状況に対する評価判断が行われている。脳内で行われている評価判断は生き物として不可欠であり，たとえば状況が安全であるのか危険であるのかや，状況が有害なものであるのか有益なものであるのかについての評価判断がある。これらは生き物としての基本的な評価判断である。これに関係すると目されている脳部位は扁桃体である（Adolphs, 2001）。

2　意　識

2-1　意識と覚醒

意識には様々な側面があり，その定義は難しい。一例として，意識は「意識がある」という意味での意識と，「意識する」という意味での意識の二つに区別できる。生理学的には，意識は覚醒を意味し，前者の意味でとらえられる。覚醒は，目が覚めていることを意味する。覚醒に相対する概念は**睡眠**である。本節では，覚醒の生理学的機序と意識障害について述べる。

2-2　覚醒の生理学的機序

古典的研究

覚醒の生理学的機序に関する古典的な研究の一つに，嗜眠性脳炎患者の脳の病変に関する研究がある。嗜眠性脳炎は流行性脳炎であり，名の通り嗜眠を主症状とする。嗜眠とは意識障害の一つで，強い刺激には反応するものの，刺激

をやめると眠ってしまう状態である（意識障害については後述）。この脳炎では，多くの患者は一日に20時間以上眠り，飲食の間だけ起きる，というような過剰な睡眠状態にあった。他方で，少ないながらも，疲れていても一日に2，3時間しか眠れない患者もいた。フォン・エコノモ（von Economo, 1930）は，死亡した患者の脳の病変が認められた部位をスケッチした（図8-4）。嗜眠を呈する患者では脳幹と前脳の境界（斜線部），不眠を呈する患者では視床下部前部（水平線部）に病変が認められた。彼はこれらの観察にもとづいて，脳幹に由来し，前脳を覚醒させる上行性の経路の存在を指摘している（Saper, Scammell, & Lu, 2005）。

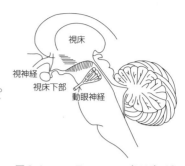

図8-4 von Economo（1930）が報告した脳の病変に関するスケッチ

（注）斜線部は嗜眠，水平線部は不眠を呈した患者において，脳の病変が認められた部位。前者は脳幹と前脳，後者は視床下部前部に位置する。

（出所）von Economo（1930）をもとに筆者作成。

　また，モルッツィとマゴーン（Moruzzi & Magoun, 1949）は，麻酔を施したネコの網様体を破壊・刺激しながら脳波を観察する実験を行った。**網様体**とは，脳幹の中心部に広がり，網目状に走行する線維の中にニューロンが散らばって存在する部位のことである。実験の結果，以下の2点が明らかになった。一つは，網様体を破壊した場合は覚醒が維持されなくなることである。もう一つは，網様体を刺激した場合は（脳波上）覚醒状態を示すことである。これらの結果をもとに，上行性網様体賦活系という概念が提唱された。そして，網様体が大脳皮質全体を覚醒させていると考えられた。しかし，研究の進展とともに，覚醒と睡眠に関与する重要なニューロンの細胞体は網様体にはないという事実が明らかになったため，近年では，上行性賦活系という用語が好まれつつある。

フリップフロップモデル

　現在では，覚醒と睡眠の切り替わりに関与するニューロン群が研究されている途中である。その切り替わりを説明するよく知られているモデルとして，フ

リップフロップモデル（flip-flop switch model；Saper et al., 2005；図 8-5）がある。このモデルでは，覚醒に関与するニューロン群と睡眠に関与するニューロン群が，生物時計の影響を受けながら互いに抑制し合っていると考えている。これらのニューロン群は，その神経核を主に脳幹と視床下部に持っている。

　覚醒には，以下の三つのニューロン群が重要であると目されている（三島，2014）。一つ目は脳幹に細胞体を持ち，脳内に広く投射するモノアミン（ノルアドレナリン，セロトニン，ドーパミンなどのこと）およびコリン作動性ニューロン群である。これらのニューロン群の細胞体の集合には名前がついている。青斑核（はんかく）はノルアドレナリン作動性ニューロンの神経核である。背側および正中縫線核は，セロトニン作動性ニューロンの神経核である。背外側被蓋核と脚　橋（きゃくきょう）被蓋核（ひ がいかく）は，コリン作動性ニューロンの神経核である。覚醒に関与する二つ目のニューロン群は，視床下部の**ヒスタミン**やオレキシン作動性ニューロン群である。ヒスタミン作動性ニューロンの神経核は**結節乳頭核**である（図 8-6a）。読者の中には風邪をひいてクリニックを受診した際に抗ヒスタミン薬を処方され，眠くなった経験がある方もおられるであろう。それは，薬によってこの視床下部のニューロン群の働きが抑えられるためである。また，オレキシン作動性ニューロンの神経核は視床下部外側部にあり，青斑核や大脳皮質など広範な部位に投射している（図 8-6b）。三つ目は，前脳基底部のコリン作動性ニューロン群である。前脳基底部は，前頭葉の底面の後方に位置している。一つ目のニューロン群に残りの二つが合流して，視床や大脳皮質に影響を与え，覚醒が維持されると考えられている。

　他方，睡眠には視床下部にある**γ－アミノ酪酸**（GABA）およびガラニン作動性ニューロンの神経核である**腹側外側視索前野**が重要である（図 8-6c）。睡眠時は腹側外側視索前野の活動が亢進し，覚

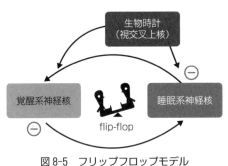

図 8-5　フリップフロップモデル
（出所）三島（編）（2014）をもとに筆者作成。

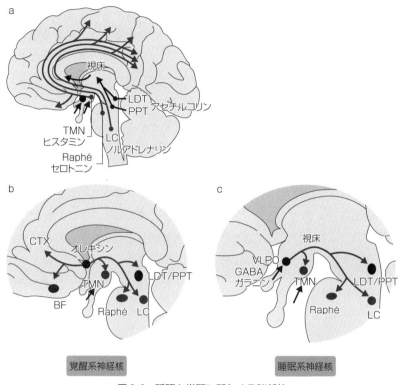

図 8-6　睡眠と覚醒に関与する脳部位

（注）TMN（結節乳頭核：tuberomammillary nucleus），Raphé（縫線核：raphé nucleus），
　　LC（青斑核：locus coeruleus），LDT（背外側被蓋核：laterodorsal tegmental nuclei），
　　PPT（脚橋被蓋核：pedunculopontine tegmental nuclei），CTX（大脳皮質：cerebral
　　cortex），BF（前脳基底部：basal forebrain），VLPO（腹側外側視索前野：ventrolater-
　　al preoptic area）。
（出所）三島（編）（2014）をもとに筆者作成。

醒系神経核の活動を抑制する。

2-3　意識と臨床——精神科医療における意識障害の症例から

意識障害

　意識障害とは，意識清明ではない状態のことである。**意識清明**とは，目が覚
めており，外界を認識でき，目を開く，言葉を使う，動作をするなどによって

外界からの刺激に反応できる状態である。意識障害は，単純な意識障害と複雑な意識障害に分類される（武井他，2017）。単純な意識障害は，意識の清明度が低くなった状態であり，意識混濁と呼ばれる。意識混濁は，さらに明識困難，昏蒙，傾眠，嗜眠，昏迷，昏睡に分けられる。明識困難は，ややぼんやりした状態のことである。昏蒙は，うとうとした状態のことである。傾眠は，呼びかけには目を開いて反応するものの，呼びかけをやめると寝てしまう状態のことである。昏迷は，強い刺激に対してわずかに反応する状態のことである。昏睡は，強い刺激にも反応しない状態である。

　他方，複雑な意識障害は，意識狭窄と意識変容に分類される。意識狭窄は，軽度の意識障害を基礎として，意識野（意識できる範囲）の狭くなった状態のことである。意識変容は，意識混濁に意識の質的な変化が加わった状態である。たとえば，意識変容の代表例には**せん妄**が挙げられる。せん妄は，軽〜中程度の意識混濁だけでなく，幻覚・錯覚・不安・精神運動興奮などを呈する状態である。せん妄は，診療科を問わず，入院中の患者によく認められる。入院した高齢者がぼんやりしており，声がけをしても曖昧な反応しか示さず，ときとして落ち着きがない。見当識が保たれていない。このようなケースでは，うつ病や認知症ではなく，じつは，せん妄であることがある。

受診までの経過

　意識障害の実際を学ぶために，遠藤他（2009）が報告した症例を紹介する。これはX年Y月下旬に大学病院精神科を受診した30代の妊婦（Aとする）の症例である。このとき，妊娠32週であった。

　X年Y月の前月から頭痛がひどくなり，Y月上旬には，夫が帰宅していても，家事ができなくなった。また，この頃には，「○市（Aのかつての居住地）に戻らなければ」といった奇異な発言が認められ，産婦人科から近くの精神科に紹介された。その精神科では，統合失調症が疑われ，薬物療法が開始された。しかし，1週間が経過しても症状は改善せず，嘔吐が一日に4〜5回も生じるようになったため，薬物療法を中断した。また，家族と話しているときに会話の内容を理解していないようだった。会話もできない状態であり，話しかけられ

ても調子がいいときに「うん，うん」と反応するだけであった。Y月下旬に大学病院精神科に紹介となった。

受診後

　初診時，会話が成立しない状態であり，医師は何らかの身体疾患による亜昏迷状態を疑った。その後，夫の同意を得たうえでの入院となった。Aは入院時も意思疎通ができず，声をかけないと開眼ができない状態であった。また，嘔吐は続いていた。入院したその日のうちに容体が悪化し，呼びかけをしても開眼できない状態に至った。医師により意識障害が疑われ，頭部CT検査を行ったところ，脳腫瘍が確認され，その後すぐに脳ヘルニアによる呼吸停止状態となった。脳ヘルニアとは，頭蓋内圧が亢進して，脳の組織が本来の部位から移動し，他の脳組織を損傷する状態である。Aの場合は脳腫瘍によって脳内が圧迫され，脳ヘルニアが生じたと考えられる。なお，救急外来での治療を経て，Aは無事に出産，退院している。

　この症例では，入院後短時間で亜昏迷状態から重度の意識障害まで容体が推移している。入院直後の「声をかけないと開眼ができない」状態は，昏迷に近い状態である。また，「呼びかけをしても開眼できない」状態は昏睡が疑われ，前述の単純な意識障害が急激に進行した経過をたどっている。

　さらに複雑な意識障害まで含めた広い視点で症例の全経過を振り返ると，経過初期のY月上旬の「夫が帰宅しても家事ができない状態」や「奇異な発言」を呈した時期は，ぽんやりとした軽度の意識混濁に加えて，何らかの幻覚や錯覚の存在も疑われる。つまりこの時期から意識障害（意識変容）が出現しており，以降，徐々に進行し，入院後に重度の意識障害まで増悪したと考えられる。

3　学　　習

3-1　技能学習

技能学習とは，たとえば，自動車の運転や楽器の演奏などのような，感覚知

覚と運動の協応を目指した技能の獲得を指す（山内・春木, 1985）。高校時代に部活をやっていた読者は, 入部時と引退時の技能の違いを想像してほしい。たとえば, 吹奏楽部に所属していた読者は自分が担当した楽器の演奏がそれなりに上達したであろう。技能は私たちの生活に欠かせないものである。本節では, 技能学習に関連する脳の部位を学ぶ。

技能学習に関連する部位

　技能学習に関連すると目される脳部位は**大脳基底核**と**小脳**である（Squire & Zola, 1996）。大脳基底核は, 尾状核・被殻・淡蒼球・黒質・視床下核等から構成されており（図8-7）, 運動・姿勢の保持・筋緊張の働きを担っている。身体を意図的に動かすときには, 大脳皮質（の前頭葉）の**運動野**が筋肉を動かすための指令を出し, 脊髄を伝わり筋肉に届く。大脳基底核は, 運動野に信号を送りながら, 運動野の働きを調整している。たとえば, 大脳皮質の運動野が出している指令のタイミング, 強さを調整するという重要な働きをしている。

　大脳基底核が障害されるハンチントン病患者を対象とした研究の結果から, 大脳基底核の障害が技能学習に影響する可能性が示されている。ハインデル他（Heindel, Salmon, Shults, Walicke, & Butters, 1989）は, ハンチントン病患者, 中

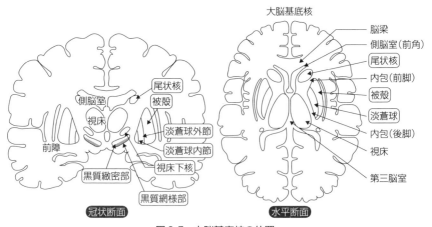

図8-7　大脳基底核の位置

（出所）西村（2016）

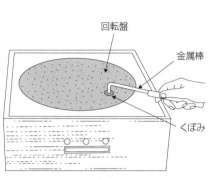

図 8-8　回転盤追跡課題

（注）ある速度で回転する円盤を目で追い，手
を回転させてなるべく長く金属棒でくぼ
みにふれているようにする。

（出所）山内・春木（編）（1985）

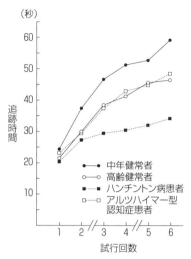

**図 8-9　ハンチントン病と健常者にお
ける技能学習の差異**

（出所）Heindel et al.（1989）

年健常者，高齢健常者，およびアルツハイマー型認知症患者を対象として，回
転盤追跡課題を繰り返し行い，成績の変化を比較した。回転盤追跡課題は，一
定のスピードで回転する円盤に合わせて手を動かして所定の場所をふれ続ける
課題である（図 8-8）。ハンチントン病患者と他の 3 群のいずれも，練習を経る
ごとに成績は向上する傾向にあったが，ハンチントン病患者の方は成績の向上
の程度が小さかった（図 8-9）。

　小脳は脳幹の後方にある，ニューロンを多く含む部位である。西村（2016）
によれば，小脳は大脳皮質の運動野から延髄錐体を通過して脊髄を下行する運
動に関する情報経路を補助し，平衡，筋緊張，および随意筋運動の調整をする
役割を担っている。また，小脳は，スポーツ等に関する動作で利用する筋肉の
力の出し具合を記憶している。

　小脳が障害される小脳変性症を対象とした研究の結果から，小脳の障害が技
能学習に影響を及ぼす可能性が示されている。パスカル＝レオン他（Pascual-
Leone et al., 1993）は，小脳変性症患者と健常者を対象として，系列学習課題を

繰り返し行い，成績の変化を比較した。系列学習課題とは，決められた順序で図に対応したボタンを押すことを求める課題である。小脳変性症患者と健常者のいずれも練習を経るごとに成績は向上した。しかし，健常者と比較して，小脳変性症患者は成績の向上の程度が小さかった。

3-2　バイオフィードバック

バイオフィードバックとは，生体の情報を認知しやすい形，たとえば視覚的情報や聴覚的情報に変換して生体に伝達する操作である。この生体の情報は，自律神経系や中枢神経系の活動，体温，および体重など，様々な情報が含まれる（廣田，2016）。たとえば，生体の体温という情報を視覚的情報に変換する体温計がしていることもバイオフィードバックであるといえる。

バイオフィードバックに関する古典的研究

バイオフィードバックに関する古典的研究の一つとして，心拍数の増減に関するオペラント条件づけの研究がある。ミラー（Miller, 1969）は，クラーレ麻酔によって骨格筋を麻痺させたラットの心拍数が増加する，あるいは低下する際に脳内の快中枢に電気刺激を与えた。すなわち，心拍数の変化に対して快刺激を随伴させ，その結果，心拍数の増減が学習されることが示された。当時は，古典的条件づけの手続きによってのみ，自律神経系の反応が学習できると考えられていたが，オペラント条件づけによっても，自律神経系の反応を学習できる可能性が示された。

バイオフィードバック療法の実際

バイオフィードバック療法の実際を学ぶために，端詰他（2008）の症例報告を紹介する。患者は30代女性で頭痛を訴えていた。頭痛は片側性（片頭痛）であり，頻度は週に一回程度であった。他院で鎮痛薬を処方されていた。仕事上のストレスを感じた際に頭痛が生じやすく，生じる際はズキズキする感じがし，時として吐き気を伴っていた。週に１回，30分程度のバイオフィードバック療法を10週間実施した。バイオフィードバック療法では，５分間安静にした後，まず３分間のベースラインをとった。続いて，閉眼と開眼の状態で後頭部の筋

弛緩法とバイオフィードバックをそれぞれ3分間実施した。その際に，皮膚温と筋電図の変化をグラフにしてフィードバックした。つまり，筋弛緩をする際に実際に体温や筋肉に変化がどのくらい生じているのかをわかるようにした。なお，1日3回自宅でも筋弛緩法の練習をするよう指示が出された。

　最後のセッションでは，皮膚温が1.7度上昇し，筋電図も1.0 μV 低下した。頭痛の強さと持続時間をかけあわせた頭痛指標，吐き気，服薬回数が減少した。また，ストレス，気分の落ち込み，不安，イライラなどの心理状態，日常生活における支障度も改善した。

❖考えてみよう

　3-2ではバイオフィードバック療法の実際を学習した。症例では，筋弛緩をする際に皮膚温と筋電図をフィードバックして，体温や筋肉にどのくらいの変化が生じたのかわかるようにしていた。筋弛緩にバイオフィードバックを併用するとどのようなメリットがあるのか考えてみよう。

もっと深く，広く学びたい人への文献紹介

辻下 守弘（2011）．薬を使わず病をなおすバイオフィードバック入門　秀和システム
　　☞この本は，バイオフィードバックについてわかりやすく解説したものである。
神山 潤（2015）．睡眠の生理と臨床 改訂第3版──健康を育む「ねむり」の科学──　診断と治療社
　　☞この本は睡眠の生理学的機序から臨床的問題まで幅広く言及している。

引用文献

Adolphs, R.（2001）. The neurobiology of social cognition. *Current Opinion in Neurobiology, 11*, 231-239.

Buck, R.（1980）. Nonverbal behavior and the theory of emotion: the facial feedback hypothesis. *Journal of Personality and Social Psychology, 38*, 811-824.

Craig, A. D.（2002）. How do you feel? Interoception: the sense of the physiological condition of the body. *Nature Reviews Neuroscience, 3*, 655-666.

von Economo, C.（1930）. Sleep as a problem of localization. *Journal of Nervous and Mental Disease, 71*, 249-259.

遠藤 仁・酒井 明夫・大塚 耕太郎・伊藤 欣司・山家 健仁・肥田 篤彦 … 佐藤 瑠美子（2009）．機能性精神病を疑われ精神科受診した髄膜腫2症例の検討 精神科，*15*(5)，493-498.

端詰 勝敬・小田原 幸・奥平 祐子・林 果林・天野 雄一・吉内 一浩・坪井 康次（2008）．バイオフィードバック療法とリラクセーションとの併用が奏功した片頭痛の一例 バイオフィードバック研究，*35*(1)，41-46.

Heindel, W. C., Salmon, D. P., Shults, C. W., Walicke, P. A., & Butters, N. (1989). Neuropsychological evidence for multiple implicit memory systems: a comparison of Alzheimer's, Huntington's, and Parkinson's disease patients. *The Journal of Neuroscience, 9*(2), 582-587.

廣田 昭久（2016）．【心理学系】バイオフィードバック療法のための基礎知識 バイオフィードバック研究，*43*(1)，27-32.

堀 忠雄・齊藤 勇（編）（1992）．脳生理心理学重要研究集1——意識と行動——誠信書房

井澤 修平・長野 祐一郎・依田 麻子・児玉 昌久・野村 忍（2004）．敵意性と怒り喚起時の心臓血管反応性の関連 生理心理学と精神生理学，*22*(3)，215-224.

Macchi, G. (1989). Anatomical substrate of emotional reactions. In F. Boller, & J. Grafman (Eds.), *Handbook of neuropsychology*, Vol. 3 (pp. 283-304). Amsterdam: Elsevier.

Miller, N. E. (1969). Learning of visceral and glandular responses. *Science, 163* (3866), 434-445.

三島 和夫（編）（2014）．睡眠薬の適正使用・休薬ガイドライン じほう

Moruzzi, G., & Magoun, H. W. (1949). Brain stem reticular formation and activation of the EEG. *Electroencephalography and Clinical Neurophysiology, 1*, 455-473.

西村 卓士（2016）．看護師のための脳の解剖生理超入門 日総研出版

Nolen-Hoeksema, S., Fredrickson, B. L., Loftus, G. R., & Wagenaar, W. A. (2009). *Atkinson & Hilgard's Introduction to Psychology* (15th ed.). Wadsworth Pub Co.
（ノーレン゠ホークセマ，S.・フレデリックセン，B. L.・ロフタス，G. R.・ワーグナー，W. A. 内田 一成（訳）（2012）．ヒルガードの心理学 第15版 金剛出版）

尾仲 達史（2010）．情動 近藤 保彦・小川 園子・菊水 健史・山田 一夫・富原 一哉（編） 脳とホルモンの行動学——行動神経内分泌学への招待——（pp. 143-157） 西村書店

Pascual-Leone, A., Grafman, J., Clark, K., Stewart, M., Massaquoi, S., Lou, J. S., &

Hallett, M.（1993）. Procedural learning in Parkinson's disease and cerebellar degeneration. *Annals of Neurology, 34,* 594-602.

ピネル，J. 佐藤 敬・若林 孝一・泉井 亮・飛鳥井 望（訳）（2005）. ピネル バイオサイコロジー――脳-心と行動の神経科学――　西村書店

Pollatos, O., Traut-Mattausch, E., & Schandry, R.（2009）. Differential effects of anxiety and depression on interoceptive accuracy. *Depression and Anxiety, 26*(2), 167-173.

定藤 規弘・吉原 一文（2019）. 交感神経活動の脳内ネットワーク　自律神経, *56*(2)，76-79.

Saper, C. B., Scammell, T. E., & Lu, J.（2005）. Hypothalamic regulation of sleep and circadian rhythms. *Nature, 437,* 1257-1263.

島田 和幸（2000）. 表情筋について　心理学評論, 43(2)，220-226.

Speisman, J. C., Lazarus, R. S., Mordkoff, A., & Davison, L.（1964）. Experimental reduction of stress based on ego-defense theory. *Journal of Abnormal and Social Psychology, 68*(4), 367-380.

Squire, L. R., & Zola, S. M.（1996）. Structure and function of declarative and nondeclarative memory systems. *Proceedings of the National Academy of Sciences of the United States of America, 93*(24), 13515-13522.

Strack, F., Martin, L. L., & Stepper, S.（1988）. Inhibiting and facilitating conditions of the human smile: A nonobtrusive test of the facial feedback hypothesis. *Journal of Personality and Social Psychology, 54*(5), 768-777.

Susskind, J. M., Lee, D. H., Cusi, A., Feiman, R., Grabski, W., & Anderson, A. K.（2008）. Expressing fear enhances sensory acquisition. *Nature Neuroscience, 11*(7), 843-850.

武井 麻子・江口 重幸・末安 民生・小宮 敬子・式守 晴子・相田 信男 … 吉浜 文洋（2017）. 精神看護の基礎 第5版　医学書院

山内 光哉・春木 豊（編著）（1985）. 学習心理学――行動と認知――　サイエンス社

第9章 神経・生理学的指標の使い方
──生理データからみえてくるもの

矢島潤平・田中豪一

　我々は，健康診断や人間ドックの結果を通して，自身の健康状態を確認する。医療従事者は，病気の罹患状況や経過を，血液検査などの精密検査の結果から判断する。公認心理師は，検査結果の意味を理解し，患者に適切にフィードバックしたり，他職種とディスカッションしたりすることが求められる。そのため，生理データがどのような意味を持ち，それをどう解釈すればいいのかについての基礎的な素養が必要とされる。本章では，神経・生理心理学の分野でよく用いられる代表的な生理指標を取り上げて，各指標の持っている意味，測定方法，解釈の仕方（正常値と異常値など）について紹介する。

1　生命維持に関する指標

1-1　体温と発汗

体温

　ヒトは，生命を維持するために通常36～37℃の体温を維持している。たとえば，体調が悪くなったと感じたときには，まず体温計を使って**体温**を確認して，37℃を目安に診察を受けるかどうか決める人も多いだろう。体温は，専門家でなくても一般の人が気軽に測定できる指標の一つである（図9-1）。

　ヒトには，体温を適温に維持しようとする機能が脳の視床下部内の**体温調節中枢**に備わっている。体温調節中枢は役割により二つに分けられ，暑いときには視床下部前部の**温熱中枢**，寒いときには視床下部後部の**冷中枢**が働き調節し

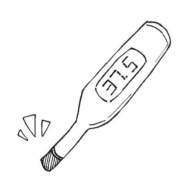
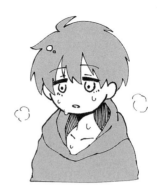

図9-1　体温計と熱発状態

ている。体温調節機能は，ヒトが意識しないで働く自律性体温調節と，意識的に行う行動性体温調節に大別される。行動性体温調節は，暖をとる，冷房を入れるなどの行動である。自律性体温調節は，熱放散と熱産生のバランスによって行われている。**熱放散**は，外界の温度が上昇して暑さを感じると，温熱中枢から交感神経の作用として皮膚血管を拡張させたり発汗させたりすることで，身体の熱を放射と伝導によって放散させる機能のことである。一方，**熱産生**は，外界の温度が下降して寒さを感じると，冷中枢から交感神経の作用として皮膚血管を収縮させたり鳥肌を立てたりすることで，熱放散を抑制させる機能のことである。

発汗

部屋の中の温度が上がると皮膚から汗が出る経験は誰もがあるだろう。また，手に汗握るという言葉があるように，温度に関係なくアクション映画をみるなどの緊張場面でも汗が出るだろう。前者を温熱性発汗，後者を精神性発汗と呼ぶ。発汗は，体温と同様に身体の変化を自覚できる指標といえる。

温熱性発汗は，体温調節を主たる目的としており，高温になると前述した温熱中枢等の働きによって引き起こされる。発汗の部位としては，手のひらと足の裏を除く全身である。一方，**精神性発汗**は，高温に関係なく精神的興奮や痛刺激などによって引き起こされる。発汗の部位としては，手のひら，足の裏お

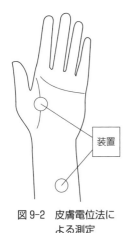

図 9-2　皮膚電位法による測定

よび腋の下であり，強い臭いを持っているのも特徴である。「緊張するとワキ汗がでる」という表現は正しい。心理学の領域では，精神性発汗を電気的現象としてとらえる**皮膚電気活動**の測定が伝統的に行われてきた。皮膚電気活動は，微弱な電流を流した際の皮膚の抵抗の変化をとらえる通電法と，**精神性発汗**の起こる部位と起こらない部位の電極間の電位差をとらえる電位法がある。両者とも，手のひら，指先，腕等に電極を貼って測定する。後者は，皮膚電位法（skin portal activity：SPA）とも呼ばれ，精神性発汗が生じない前腕屈側部と，精神性発汗が生じる手のひらの電位差を時間的に記録する方法である（図 9-2）。

1-2　呼吸

　ヒトが生命を維持するために，酸素は必要不可欠である。ヒトの身体は酸素を体内に貯蓄することが難しいため，つねに取り続けなければならない。体内に酸素を取り入れ，代わりに不要になった二酸化炭素を排出することを**呼吸**と呼ぶ。呼吸は，生命活動の根幹をなしている。呼吸を担っている呼吸器は，上気道（鼻腔・咽頭・喉頭）と下気道（気管），肺（気管支・細気管支・肺胞）で構成されている。呼吸運動を司っているのは，横隔膜と肋間筋である。息を吸うと横隔膜が下がり胸腔は広がり，息を吐くと横隔膜が上がり胸腔は狭くなる。

　1回の呼吸で肺に出入りする空気量のことを**肺気量**と呼ぶ。自然な呼吸の肺気量のことを1回換気量（Vt）と呼び，体格や年齢などにより異なっているが成人で約 500 ml である。健康診断等で測定される肺活量は，最大限息を吸って吐いた場合の肺気量のことである。

　呼吸の異常による疾患として，酸素の供給量が低下する低酸素血症（**経皮的酸素飽和度（SpO_2）** が90％未満の状態），**慢性閉塞性肺疾患（COPD）**，気管支喘息などが挙げられる。最近は，睡眠中に呼吸が浅くなったり，無くなったりす

る**睡眠時無呼吸症候群**（SAS）も注目されているが，減量，禁煙など生活習慣
への介入で改善することが知られており，公認心理師の活躍が期待される。

1-3　摂食（空腹と満腹）

　私たちは，生きるために朝昼夜にご飯を食べて栄養を摂取する摂食行動を毎
日行っている。摂食行動は，生活に最も密接しているため身近である。加えて，
「お腹が空くとイライラする」ように，摂食行動は様々な感情と関連すること
なども経験的に知られている。

　摂食行動のコントロールは，視床下部（図9-3）にある食欲中枢が担ってい
る。食欲中枢には，満腹感を生じさせる**満腹中枢**（腹内側核と室傍核）と空腹
感を生じさせる**摂食中枢**（視床下部外側野と腹内側核）の二つがあり，逆相関の
関係にある。

　食欲中枢を刺激するのは，血糖値と呼ばれる**ブドウ糖濃度**である。ご飯を食
べると血糖値が上がることで満腹中枢が刺激され，満腹感が生じるのである。
一方，食事から時間が経過すると血糖値が下がることで摂食中枢が刺激され，
空腹感が生じるのである（図9-4）。

　摂食中枢に働きかける代表的な物質として**ヒスタミン**と**レプチン**がある。ヒ
スタミン神経は，満腹中枢に投射
されており，活性化することによ
って満腹中枢が刺激され，満腹感
が生じ，摂食行動を抑制させる。
もし，ヒスタミン神経の機能を消
失させてしまうと，満腹中枢が機
能しないため，摂食行動が抑制さ
れず食べ続けてしまうのである。
レプチンは摂食中枢を抑制する働
きがあり，血糖値が上がることで
脂肪細胞から分泌される。

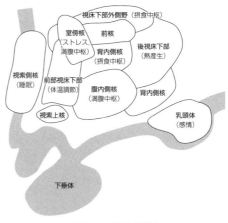

図9-3　視床下部

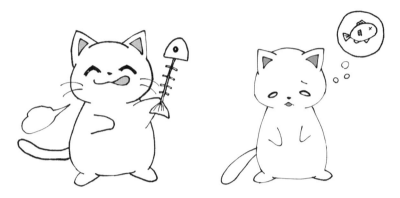

図9-4　満腹と空腹

1-4　睡　眠

　ヒトは，１日24時間のうちに覚醒と睡眠を交互に繰り返す概日リズム（**サーカディアンリズム**）を持っている。睡眠は基本的な生理現象であり，覚醒していない意識消失の状態である。睡眠は心身の健康の目安であり，睡眠時間はもちろんのこと睡眠の質なども大切である。公認心理師は面接場面でしばしば「最近眠れていますか？」と聞くことで，要支援者の健康状態を確認する。要支援者が「最近は眠れてないです」と答えたら，何らかの心身の不調を疑いながら面接を続ける必要がある。それほど，睡眠は様々な要因によって影響を受ける。たとえば，睡眠時間が短いとホルモンのバランスが崩れてしまい，疾病や肥満の原因になること，記憶力や運動能力が低下することなどが知られている。また，最近の日本人は就寝時間が遅く，睡眠時間が短いことが国際比較研究で明らかにされている。

　睡眠は，その内容からレム睡眠とノンレム睡眠に分類され，脳波や眼球運動などによってその違いを確認することができる。**レム睡眠**は，速い眼球運動（rapid eye movement：REM）を特徴としており，呼吸，血圧などいわゆる自律神経活動が活発な状態であるが，筋緊張は低下しており，身体全体は深く眠っている。一般的にレム睡眠中に夢をみることが知られている。**ノンレム睡眠**は，浅い眠りから深い眠りへの移行を示しており，睡眠の深さ（脳波の活動性）

によって1～4の段階に分類される（図9-5；表9-1）。通常，ヒトは入眠直後はノンレム睡眠に入り，深い眠りに入った後しばらくして浅い眠りに再度戻り，その後レム睡眠になる。このようにノンレム睡眠からレム睡眠までの過程が，睡眠周期となる。

　睡眠には，**メラトニン**が関係していることが知られている。メラトニンは脳内の松果体から分泌されるホルモンであり，体温や心拍数を低下させるため，睡眠導入となる。朝日などの光を浴びることでメラトニンの分泌がとまるため，目が覚めることになる。

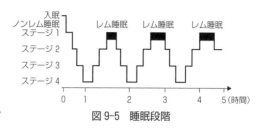

図9-5　睡眠段階

表9-1　覚醒時と睡眠時に出現する脳波

	主たる脳波	眼球運動
覚醒		
開眼	α波	—
閉眼	β波	—
ノンレム睡眠		
ステージ1	θ波	slow eye movement
ステージ2	θ波 睡眠紡錘波 K複合	—
ステージ3	θ波，δ波	—
ステージ4	θ波，δ波	—
レム睡眠	β波	rapid eye movement

睡眠の不調のパターンとして，入眠障害，中途覚醒，早朝覚醒，熟眠障害が知られており，日中に太陽の光を浴びることでメラトニン分泌を改善させるこが治療の一つとされている。

2　電気的活動の指標

2-1　筋電図

　筋電図（electromyogram：EMG）は，電極を通じて筋肉の動きを振幅や周波数によってとらえる方法である。筋電図には，針電極による針筋電図と円板電極を使う表面筋電図の測定法がある。両者とも二つ以上の電極の電位差をとらえることで測定する。針筋電図による測定は医行為のため，心理領域では，表面筋電図が用いられる。表面筋電図では，電極を貼り運動時の筋や筋肉の動

きをとらえる。医療場面では，パーキンソン病や脳血管障害等などの不随意運動の指標として利用されている。心理領域では，様々な感情を喚起した際の表情筋の変化，筋弛緩法等のリラクゼーションによる筋緊張の変化などをとらえるのに利用されている。

2-2　脳波について

　脳波（electroencephalography：EEG）は，頭蓋上に設置した電極を通して，大脳皮質の電気的活動をとらえることで測定できる。**てんかん**をはじめとする脳関連の疾患やその症状が発現すると，正常な脳波とは異なるパターンを示すことなどが知られている。

　主な特徴をしめすパターンとして，δ 波（1〜3 Hz），θ 波（4〜7 Hz），**α波**（8〜13 Hz）および**β波**（14〜30 Hz）が知られている。一般的に健常人では，安静閉眼時には α 波が優位であることが知られている。

　てんかん，睡眠障害，意識障害（せん妄），脳炎などの感染性疾患が疑われる場合は，脳波の検査が必要である。たとえばてんかんの患者では，覚醒時の脳波は正常だが，睡眠時に**てんかん波**と呼ばれる異常な脳波が出現する。また，脳波は脳死の判定にも用いられている。脳波の異常としては，周波数の異常（8 Hz 以下，14 Hz 以上），振幅が大きかったり平坦であったりする，覚醒刺激に対する抑制の欠如，徐波が出現する，左右差が大きいなどが挙げられる。

2-3　心電図

　心臓は，収縮と拡張によって体内に血液を循環させる重要な役割を担っている。この心臓の役割を視覚的に確認できる方法の一つが，**心電図**（electro-cardiogram：ECG）による波形である。心電図は，体表面上の適切な場所に2点の電極を貼り，その電位差の経時的変化を記録することで，心臓の状態を把握することができる。心電図は，主として心臓の正常あるいは異常な動き（不整脈など）をとらえるのに医療現場で日常的に使われている。心理学領域でも実験室研究において，研究参加者にストレス負荷時の変化を観察するなど

変動をとらえる指標として用いられている。

心電図の典型的な波形は，心房由来のP波と，心室由来のQRS波およびT波で構成されている（図9-6）。正常な心電図のパターンは，規則正しいP波の出現（小さな波），一定のPQ間隔，そして

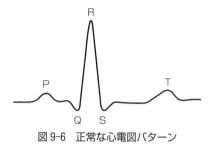

図9-6　正常な心電図パターン

QRS波（大きな波）の三つが確認されることで成立する。このパターンから外れると心臓の異常を表す不整脈である。

P波は心房の興奮を示しており，基準値は，幅（時間）が0.08秒ほど，高さ（ピーク）が0.2mVほどである。基準値より長いあるいは高い値は，P波の異常を示している。PQ間隔は，P波からQRS波開始までの間隔を指し，心房の興奮から心室の興奮の開始までの時間を示している。正常値は，0.2秒ほどで，それより長いと異常と評価される。QRS波は，心室の収縮の開始から終了まで（心室の興奮）を示している。QRS波の基準値は，0.1秒ほどで，この長さを超えると異常値とされる。QRS波と次のQRS波までの間隔のことを**RR間隔**と呼ぶ。RR間隔は，周期性をもっており，心拍数を計算するのに用いられる。T波は，心室筋の回復過程（収縮した心臓が元に戻る）でみられる。T波が高いと心不全や心筋梗塞の初期症状が疑われる。

3　心臓血管系反応

3-1　血圧と脈波

血圧は血管内部の圧力のことである。心臓に近い太い動脈から身体末端部の細い血管まで，すべての血管には血圧がある。血圧は心臓の拍動に応じて変化し，心臓が収縮し血液を送り出すときには増加して，最大となった後減少に転じ，次の拍動直前には最小となる。その最大値と最小値をそれぞれ収縮期・拡張期血圧というが，最高・最低，上と下の血圧とも呼ばれる。そして，心周期

137

☕コラム１　fMRIの紹介 ⊱⊰⊱⊰⊱⊰⊱⊰⊱⊰⊱⊰⊱⊰⊱⊰⊱⊰⊱⊰⊱⊰⊱⊰⊱⊰⊱⊰

　functional-Magnetic Resonance Imaging（fMRI）は，脳神経疾患の画像診断装置として広く普及しており，心理学領域でも研究報告が多くみられるようになってきた。MRIは，強い磁場を発生させることで，体内の水素原子をとらえて，臓器等を画像化する。fMRIは，MRIのように臓器等の画像を作成するのではなく，脳の血流をとらえて活動領域を画像化する。fMRIは，MRI装置を用いて脳内の血液中の酸素量をblood oxygenation level dependent（BOLD）法によってとらえて画像化し，その活動領域を把握することができる。

　MRIは画像診断装置として医療現場で大きな役割を担ってきたが，3T-MRIの普及により脳機能診断装置としての有用性が認められるようになり，脳腫瘍摘出時の運動野や言語野の同定などに応用されるようになった。

　3T-MRIは，従来の1.5T-MRI装置に比べ，画質の改善，撮像時間の短縮，空間分解能の向上により，微少出血や静脈病変の描出が可能となり，脳神経外科分野での診断や治療に大きく寄与している。たとえば，脳卒中患者の脳機能診断などが報告されている（河野，2014）。心理学領域でも，気分や感情の変化を脳の機能活動からビジュアル的にとらえることができ，様々な知見が蓄積されている。図9-7は，ある刺激を提示された際のfMRIの画像である。脳の細部に至るまで活動していることが確認できる。

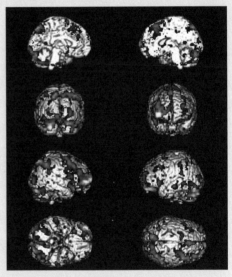

図9-7　ある課題に対する反応の例

⊱⊰

内の血圧を平均化した圧を平均血圧（mean blood pressure：MBP［mmHg］），収縮期・拡張期の差違を脈圧という。

　心臓側が1分間に送り出す血液量は心拍出量（cardiac output：CO［ℓ／分］）であり，心拍数（heart rate：HR［拍／分］）と拍動毎の駆血量（一回拍出量：stroke volume：SV［ml］）の積になる。血管側の血流への抵抗の指標である末梢血管抵抗（peripheral vascular resistance：PVR）との間には血行動態の基本を

なす下記の式が成り立ち，電気回路のオームの法則（電圧＝電流×電気抵抗）にたとえることができる。

$$MBP = CO \times PVR = HR \times SV \times PVR$$

心臓から血液が駆出されたときに大動脈で発生した動脈圧と動脈容積の振動が，血管壁を伝わって地震や津波のように，指先などの末梢に伝搬した波を脈波という。圧あるいは容積の変化として脈波を連続的に記録したものを，それぞれ圧脈波，**容積脈波**という。容積脈波は簡単な光電脈波計によって測定でき，**規準化脈波容積**（normalized pulse volume：NPV；Sawada, Tanaka, & Yamakoshi, 2001）は脈波容積を連続的，一拍毎に定量できる。

3-2　血圧の意義と解釈：自律神経調節系の制御指標と調節指標

中枢神経系は，その時々の内外環境からの要請に応じて，自律神経と内分泌系を介して HR，SV，PVR を調節することができ，それらが変化すれば結果として血圧が変化する。他方，血圧の変化は大動脈と頸動脈にある血圧センサー（圧受容器）からの情報として中枢神経系に伝達される。脳と血圧の双方向の関係は，生体のホメオスタシスを保つ自動制御理論でモデル化できる。さらに，心理学的要因は制御目標となる血圧のセットポイントを修飾する。こうした動的な生体機能調節を**アロスタシス**と呼ぶ（図9-8）。

血圧関連指標を正しく用いるには，自動制御の目標となる血圧が最上位に，制御のために働く心拍数などの調節変数が下位に位置づくという，生理学的階層構造を理解しておくことが大切である。ストレス研究においては，最も統合された指標である血圧をみることでストレスの強さを総合的に評価できるが，心拍数などの調節変数の変動全体をパターンとしてみると，ストレスの心理学的差違を質的にも評価することができる。統合と分析を組み合わせた見方により，心理と生理をつないだより深い理解が可能になる。

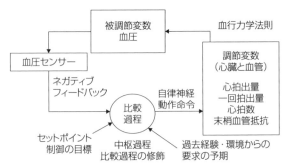

図 9-8　血圧制御のアロスタシスモデルと血行動態指標の位置づけ
（出所）Sterling（2004）をもとに筆者作成。

3-3　動脈の硬さ

指血管スティフネス指数（finger arterial stiffness index：FSI）

　動脈を内側から押す圧と動脈容積の関係を**圧─容積関係**というが，その関係は曲線的で動脈の部位により，また個人により異なる。動脈硬化が進行した血管では曲線部が浅くなり直線化するので，圧─容積関係のモデル式を作り曲線性の度合いを表す定数を，動脈硬化の指標にすることができる。近年，指数関数モデルにもとづき指の細い動脈の硬さを測定する方法と，その指標であるFSI が開発された（Tanaka et al., 2011）。FSI の測定では，指の基節部に脈波センサーを取り付け，測定部位に巻いた指圧迫用カフで30秒毎に徐々に外圧を加え，増圧していったときの規準化脈波容積 NPV を一拍毎に測定し，圧に対する NPV の回帰勾配を求めて FSI 検査値とする。

FSI による慢性ストレスの評価

　容積脈波は測定が簡単なため，精神的ストレスを与えて一過性のストレス反応性とその回復性をみる生理心理学研究でよく利用されてきた。しかし，臨床でより重要なのは，急性よりも**慢性ストレス**の影響評価であろう。以下では，NPV を応用した FSI を心理社会的慢性ストレス評価に用いた研究（Tanaka, Horiguchi, Okamura, Kato, & Tsuda, 2017）を紹介する。調査対象は，喫煙者を除いた健常な医学生男性で，23歳以上の群（S群。59名）と22歳以下の群（J群。

☕コラム2　アロスタティック負荷とその評価法

　急性ストレスに対する一過性のストレス反応は，時々の環境からの要求への正常な適応，すなわち3-2に既述のアロスタシスに他ならないが，ストレス状況が過ぎ去れば自然に平静時の至適水準へと回復するものである。しかし，過剰あるいは慢性的なストレスによってアロスタシスが消耗，破綻した状態をアロスタティック負荷（allostatic load：AL）という。AL はマキューアン（McEwen, 1998）がストレス研究に導入し，ストレスの新しい考え方と慢性ストレスの評価法を提供した。

　マキューアン・グループの評価法原法（Seeman, Singer, Rowe, Horwitz, & McEwen, 1997）では，全身の臓器に運ばれ広範な影響を及ぼす指標として，12時間蓄尿中のノルアドレナリンとアドレナリン（交感神経—副腎髄質系のストレスホルモン），コルチゾール（視床下部—下垂体—副腎皮質系のストレスホルモン）と血清デヒドロエピアンドロステロン，最高血圧と最低血圧が用いられる。またそれらの標的となる臓器に表れる結果として糖代謝と脂質代謝関連のウエスト／ヒップ比，総コレステロール／高密度リポタンパク（high-density lipoprotein：HDL）コレステロール比，血清 HDL，糖化ヘモグロビンを用いる。これら10個の生理指標それぞれの正常分布の4分位数から逸脱した指標数を集積得点とする。

　健康な70代高齢者のアロスタティック負荷集積得点と7年後の死亡率には，量—反応関係が認められ，自覚ストレス度，社会経済的な地位，社会的支援とも有意な相関が見出されたことから，慢性ストレス概念としてのアロスタティック負荷とその測定法の併存的妥当性が確認された（Seeman, Singer, Ryff, Dienberg Love, & Levy-Storms, 2002）。最近のレビューによれば，社会的支援・自尊心・楽観性・誠実性・首尾一貫性・自己効力といった心理社会的資源の AL への影響が分析されるようになった（Wiley, Bei, Bower, & Stanton, 2017）。

231名）に分けられた。慢性ストレスの数量化は質問紙法によるのではなく，生理指標にもとづく**アロスタティック負荷**の得点化であり，コラム2で紹介した標準法を一部修正してアロスタティック負荷得点（allostatic load index：ALI）を算出した。生活習慣並びに人格とストレスの心理査定としては，肥満度等の身体状況と生活習慣を調査し，食習慣は食行動尺度（eating behavior scale：EBS；Horiguchi, Tanaka, Ogasawara, & Maruyama, 2014）で測定した。人格変数等は，怒り表出尺度（state-trait anger expression inventory：STAXI-2；日本版：石原・牧田・佐藤，2005），抑うつ，知覚ストレス尺度，コヒアレンス感尺度（sense of coherence：SOC；日本版 SOC-13：戸ヶ里・山﨑，2005），主観的幸福

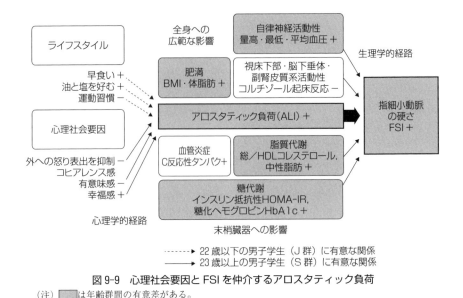

図 9-9　心理社会要因と FSI を仲介するアロスタティック負荷

(注)　▨は年齢群間の有意差がある。

感尺度（subjective happiness scale：SHS；日本版：島井・大竹・宇津木・池見・Lyubomirsky, 2004）などで測定した。

　その結果，S 群の ALI は J 群に比べ有意に増加した。S 群では FSI は ALI と有意な単相関を示し，年齢を制御した偏相関にも有意性を認めた。また，怒りを抑制せず外に表出する，SOC の有意味感が低い，そして SHS の高い青年ほど ALI は高かった。若年の J 群では，早食いで油と塩を好む食行動および運動の少ないライフスタイルが，ALI の高さと関係していた（図 9-9）。

　日本社会の文化的要因や，年齢に伴う人間関係の変化などがそれらの関係性に影響していると考えられ，20代のときに慢性ストレスが蓄積され，年齢を重ねると慢性ストレスと動脈硬化の結びつきが出現すると考えられる。容積脈波を拡張した動脈スティフネス評価法は慢性ストレスの評価に有用と考えられる。

3-4　血管内皮機能

血管内皮とは血液にふれる血管内膜のことで，血管の収縮と拡張や，血液凝

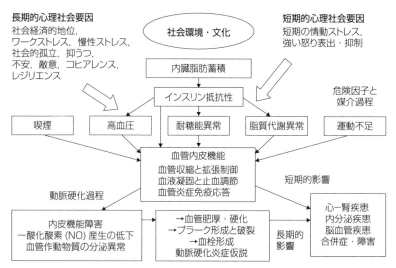

図9-10　心理―内皮機能―動脈硬化―心血管疾患のリンク

固と止血の調節，血管炎症に伴う免疫応答にかかわる重要な生理機能を有する。

動脈硬化の最早期に内皮機能障害が起こると，数十年の長い経過で血管の肥厚と硬化を引き起こし，プラーク形成と破裂による血栓形成へと進展していく（図9-10）。そして，自律神経系と内分泌系の調節機能の変調は長期的・短期的心理社会因子と内皮機能障害をつなぐ媒介過程と考えられている（Harris & Matthews, 2004）。

　反応性充血容積指数（reactive hyperemia volume index：RHIv）

　血管内皮機能の臨床検査には脈波が応用できる。医学標準の検査としての内皮機能検査は反応性充血を利用する。上腕部を5分間駆血して末梢への血流を遮り，その後駆血解除すると血流は急激に増大し血管は拡張する。この反応性充血において手指動脈の圧脈波増加を評価するのがRH-PAT検査である。また，圧脈波を容積脈波に替えた規準化脈波容積反応性充血（RH-NPV）検査が新たに開発された。血管のコンプライアンス（柔らかさの指標。容積変化÷圧変化で算出する）を標的にした原法に加え，先述のNPVを用いた連続法があり，連続法には駆血を施す部位と検査する部位によって腕駆血両手法，指駆血両手

法・片手法の変法がある。

　RH-NPV 検査片手法の検査指標 RHIv の併存的妥当性を調べると，標準検査の RH-PAT 検査ときわめて高い一致性が明らかにされた。内皮機能障害の既存のカットオフ値（異常・境界・正常）に対する受信者操作特性分析でも，良好な判別成績であったことから臨床的有効性も確認された。

RHIv による血管健康の評価と臨床的意義

　健常学生の心理社会要因，ライフスタイル要因と RHIv の関係を調べた一連の研究（矢島他，2019）においては，RH-NPV 検査原法（研究 1：n＝78），腕駆血両手法（研究 2：n＝40），指駆血片手法（研究 3：n＝21）が用いられた。研究 1 と 2 では，怒り関連特性および抑うつとの有意な相関，研究 3 では，EBS の情動摂食を含む外発摂食，SOC 下位尺度の有意味感，タイプ D 性格尺度（日本版：石原・内堀・今井・牧田，2015）の社会的抑制尺度との有意な相関を認めた。研究 1 と 2 では，腕を駆血する際に痛みを伴うが，RHIv と怒りと抑うつとの相関性には，痛みに関連する一時的な交感神経緊張が影響していたとも考えられる。一方，片手法検査では痛みがないので，RHIv と外発摂食，有意味感，タイプ D 性格との関係は痛みとは無関連といえる。

　循環器系**生活習慣病**のほとんどの危険因子が血管健康に及ぼす蓄積的な影響を，内皮機能は総合的に反映している。そのため，RH-NPV 検査は血管の健康から最早期の動脈硬化に至る進展度に応じた臨床診断に応用できるだけでなく，動脈硬化のスクリーニング検査にも適している。また，生活習慣のコントロールの状況と各種の介入効果を把握できるので，日常診療の**医療者―患者間コミュニケーションツール**としても，行動変容の保健指導とヘルスケアに役立つものである。

❖**考えてみよう**
　質問紙によるストレスや健康の心理学的アセスメントと比較して，心臓血管系の生理学的評価法の長短（有効な点と困難な点）を理解しただろうか？　それぞれに適切な利用法を考えてほしい。

もっと深く，広く学びたい人への文献紹介

堀　忠雄・尾崎　久記（監修）坂田　省吾・山田　冨美雄（編）（2017）．生理心理学と精神生理学　第Ⅰ巻基礎　北大路書房

☞学部卒論で生理反応を測定する学生向けの必読書。専門的で難しいが，きちんとした生理学的知識が身につき役に立つ。

熊野　宏昭（2007）．ストレスに負けない生活──心・身体・脳のセルフケア──筑摩書房

☞最新のストレス科学を心理臨床につなげるための専門的概念を広く網羅しており，かつ大変平易に書かれていて読みやすい。

引用文献

Harris, K. F., & Matthews, K. A. (2004). Interactions between autonomic nervous system activity and endothelial function: A model for the development of cardiovascular disease. *Psychosomatic Medicine, 66*(2), 153-164.

Horiguchi, M., Tanaka, G., Ogasawara, H., & Maruyama, R. (2014). Validation and gender-based comparison of the Eating Behavior Scale for Japanese young adults. *Psychology, 5*(19), 2173-2179.

石原　俊一・牧田　茂・佐藤　真治（2005）．怒りの表出行動の測定の試み（STAXI-2）──心疾患患者への適用──　日本健康心理学会第18回大会発表論文集, *18*, 54.

石原　俊一・内堀　知美・今井　有里紗・牧田　茂（2015）．心疾患患者におけるタイプDパーソナリティ尺度の開発　健康心理学研究, *27*, 177-184.

河野　義久（2014）．脳機能診断装置としての3T-MRIの臨床応用　行動科学, *52*, 97-108.

McEwen, B. S. (1998). Protective and damaging effects of stress mediators. *New England Journal of Medicine, 338*(3), 171-179.

Sawada, Y., Tanaka, G., & Yamakoshi, K. (2001). Normalized pulse volume (NPV) derived photo-plehysmographically as a more valid measure of the finger vascular tone. *International Journal of Psychophysiology, 41*(1), 1-10.

Seeman, T. E., Singer, B. H., Rowe, J. W., Horwitz, R. I., & McEwen, B. S. (1997). Price of adaptation-allostatic load and its health consequences. MacArthur studies of successful aging. *Archives of Internal Medicine, 157*(19), 2259-2268.

Seeman, T. E., Singer, B. H., Ryff, C. D., Dienberg Love, G., & Levy-Storms, L. (2002). Social relationships, gender, and allostatic load across two age cohorts. *Psychosomatic Medicine, 64*(3), 395-406.

島井 哲志・大竹 恵子・宇津木 成介・池見 陽・Lyubomirsky, S.（2004）．日本版主観的幸福感尺度（Subjective Happiness Scale：SHS）の信頼性と妥当性の検討　日本公衆衛生雑誌, *51*(10), 845-852.

Sterling, P.（2004）. Principles of allostasis: Optimal design, predictive regulation, pathophysiology, and rational therapeutics. In J. Schulkin（Ed.）, *Allostasis, homeostasis, and the costs of physiological adaptation*（pp. 17-64）. Cambridge: Cambridge University Press.

Tanaka, G., Horiguchi, M., Okamura, H., Kato, Y., & Tsuda, A.（2017）. Association between chronic psychosocial stress and the finger arterial stiffness mediated by allostatic load in healthy young men. In G. Evans（Ed.）, *Chronic stress and health*（pp. 1-32）, New York: Nova Science Publisher.

Tanaka, G., Yamakoshi, K., Sawada, Y., Matsumura, K., Maeda, K., Kato, Y., … Ohguro, H.（2011）. A novel photoplethysmography technique to derive normalized arterial stiffness as a blood pressure independent measure in the finger vascular bed. *Physiological Measurement, 32*(11), 1869-1883.

戸ヶ里 泰典・山崎 喜比古（2005）. 13項目 5 件法版 Sense of Coherence Scale の信頼性と因子的妥当性の検討　民族衛生, *71*(4), 168-182.

Wiley, J. F., Bei, B., Bower, J. E., & Stanton, A. L.（2017）. Relationship of psychosocial resources with allostatic load: A systematic review. *Psychosomatic Medicine, 79*(3), 283-292.

矢島 潤平・三原 健吾・田中 豪一・中田 光紀・長野 祐一郎・岡村 尚昌（2019）. 健康と病気への生物心理社会モデルに基づいた多様な健康心理学的研究　日本健康心理学会第32回大会発表論文集, *32*, 26-27.

第Ⅲ部

高次脳機能障害と必要な支援

第10章　高次脳機能障害とは
——神経心理学的症候の理解

中 島 恵 子

> 　ある日突然，脳が損傷し，外見では以前と変わっていない状態にもかかわらず，注意・記憶などの認知機能が低下し高次脳機能障害となっても，本人はその障害を実感しにくいため，障害はないと思っていることが多い。時間がたてば，家にもどれば，元どおりの生活に戻ると本人だけでなく家族も思っていることもある。しかし，一緒に暮らす家族や職場の人はじきに，「なぜ以前のようにできないのだろう」と疑問を持つようになる。職場では，「注意しても自分は間違っていないと言い張って困る」などの声が聞かれるが，本人は「なぜ自分ばかり注意するのだろう」と不満に思っていることもある。高次脳機能障害とはどのような障害なのかを理解することから支援が始まる。

1　高次脳機能障害とは

　高次脳機能障害とは，**中枢神経系**とくに大脳が病気や事故などによる損傷によって，高次脳機能が障害された状態のことを指す**中途障害**である。高次脳機能とは，言語・記憶・注意・思考・行為・学習など広範囲な脳の活動である。ヒトは，五感（視覚・聴覚・触覚・味覚・嗅覚）から刺激を受け，脳にその情報を送っている。脳は刺激を知覚し，言葉に置き換えたり，映像にして学習する。さらに，脳は記憶した知識や経験から判断を下すこともする。それらの機能を可能にする神経心理学構造が中枢神経系にある。

　大脳の損傷程度によって，失語症・失行症・失認症など病巣部位が明確なも

の，半側身体失認・記憶障害・遂行機能障害・地誌的障害などの比較的明確な
もの，さらに，損傷部位が必ずしも明確ではない注意障害，情動・意欲・行動
の障害である社会的行動障害，病態失認（病識欠如）なども高次脳機能障害に
含まれる。

　日本においては，2001年より厚生労働省が「高次脳機能障害支援モデル事
業」を推進してきた。2004年には，行政上の診断名として診断基準を確定し，
全国に高次脳機能障害者が約30万人おり，年々その数は増加しつつあると報告
した（厚生労働省，2016）。中島・手島（2006）は，「けがや病気により脳が損傷
を受けた者には，一見平常にもどったようにみえても，退院後にはじめて，家
族からたんなる怠け者になってしまった，人が変わってしまった，と気づかれ
ることがある。その場合，身体に障害がないか，またはその障害の程度にかか
わらず，社会生活や日常生活に戻ってはじめて事態が深刻であることに気づき，
専門的な診療を受けた結果，その原因が高次脳機能障害であったということが
常である。ここに高次脳機能障害をもつ人たちが抱える問題が凝縮されてい
る」と述べている。高次脳機能障害の特徴である①外見から高次脳機能障害と
わかりにくいこと，②高次脳機能障害をもつ人が自分の障害を自覚しにくいこ
と，③ある特定の状況や場面にしかそれぞれの症状が現れないことなどが，医
療・福祉・行政において高次脳機能障害が見過ごされる原因となっていた。

　2006年から都道府県に高次脳機能障害支援センターの設置，さらに，高次脳
機能障害支援コーディネーターを置くことが義務化され，医学的治療から生活
支援，（復学・復職を含めた）社会復帰支援へと，地域差はあるものの地域連携
が進んでいる。

2　高次脳機能障害をもたらす原因疾患

　高次脳機能障害をもたらす原因は，大別すると①脳血管障害，②脳外傷，③
脳炎・脳症・脳腫瘍術後後遺症などに分けられる。

2-1　脳血管障害

　脳血管障害には，脳の血管が切れて出血する脳出血や，くも膜下出血，血管が詰まり血液が流れなくなって脳細胞が壊死する脳梗塞がある。脳出血は，高血圧・加齢などによって脳の血管が切れ，出血が起こる。脳出血の75％は視床出血，被殻出血が占める。それ以外に，小脳出血・皮質下出血・脳幹出血などがある。くも膜下出血は，脳と頭蓋骨の間にある三層の膜の一つであるくも膜に出血が起こる。脳梗塞は，脳の血管が詰まり，その先の血管に血液が流れず，脳の栄養，酸素が不足する。ラクナ梗塞，アテローム血栓性脳梗塞，心房性脳梗塞などがある。

2-2　脳外傷

　脳外傷は，頭をぶつけるなどで脳に外的な損傷を受けることであり，びまん性軸索損傷，急性硬膜外出血，急性硬膜下出血，脳挫傷などがある。事故（自転車・バイク・自動車・スポーツ・転倒など）により，脳に衝撃が加わり脳内部にずれが起こったり，脳内出血を起こしたり，圧力がかかったりして脳が損傷される。

2-3　脳炎・脳症・脳腫瘍術後後遺症

　脳炎は，ウイルスが原因で脳に炎症が起き，急な発熱（高熱），頭痛，吐き気，意識障害の症状が出るものである。痙攣の発作や行動異常が現れることもあるヘルペス脳炎，ウイルス性脳炎などがある。脳症の一つである低酸素脳症は，心筋梗塞後，水の事故（川や海で溺れる）後の心肺停止により酸素が脳に送られなくなり起こる。脳に酸素がどのくらいの時間不足したかによって症状は異なる。脳腫瘍術後後遺症は，腫瘍や治療の影響で高次脳機能障害（注意障害・記憶障害・遂行機能障害など）が起こることである。

3　高次脳機能障害にはどのような障害があるか

　高次脳機能障害は，脳の損傷部位や損傷領域により出現する症状が異なる。そのため，以下の11の基本的な症状を理解する必要がある。

3-1　失語症

　失語症は言葉の障害の一種で，話す・聞く・読む・書くことが障害されるコミュニケーション障害である。話すことが障害される①ブローカ失語，聴覚言語が障害される②ウェルニッケ失語，文字が読めない③失読，文字が書けない④失書などがある。

　①ブローカ失語は運動失語とも呼ばれる。発語開始に努力を要し，話そうとするが言葉が出てこない障害である。脳の損傷部位は左前頭葉前部（左中心前回）である。

　②ウェルニッケ失語は感覚失語とも呼ばれる。聞いて理解することが困難で，聴力の問題はないが言葉の意味がわからない障害である。脳の損傷部位は左側頭葉後部（左上側頭回後半部）である。

　③失読とは視力，視野に問題はないが文字を読めない障害である。脳の損傷部位は左側頭葉後部（中部紡錘状回，下側頭回後部）である。

　④失書とは文字が書けない，書いてあることがわからない障害である。脳の損傷部位は左角回・左縁上回・左上頭頂小葉である。

3-2　失行症

　失行症は，日常生活で何気なく行っている道具を使うなどの一連の動作がうまくできない障害である。日常的な簡単な動作（歯ブラシを使う，服を脱いだり着たりするなど）をやろうとしても，実際にやってみると適切にできない症状である。脳の損傷部位は頭頂葉・中心前回・中心後回・脳梁である。

3-3　失認症

失認症は，視覚・聴覚・触覚の機能に問題はないが，それが何であるかを認識する能力の障害である。それぞれ，視覚失認・聴覚失認・触覚失認という。

最も多いのが視覚失認である。視覚失認には，みせられた物を一つのまとまりとして構成できない**統覚型視覚失認**，構成はできるが，それが何であるかわからない**連合型視覚失認**，部分はわかるが全体に統合できない**統合型視覚失認**がある。脳の損傷部位は右頭頂葉である。

聴覚失認は，聴覚路を通じて対象を認知できない，つまり聴いてわからないこと，触覚失認は，体性感覚路を通じて対象を認知できない，つまり触ってわからないことである。

3-4　注意障害

注意は，情報処理における第一段階であり，精神神経活動の基盤であるため，**注意障害**は精神活動のすべての段階に影響する。**全般性**の注意障害は，注意の持続・選択性注意・同時処理・注意の転換などがうまくいかなくなる障害である。脳損傷後の注意障害の多くは「ぼんやりしている」「仕事や作業が中断する」「集中力がない」「落ち着きがない」などの様子が日常生活で観察される。脳の損傷部位は右半球および前頭葉とされる。

3-5　記憶障害

記憶障害は，以前は健忘症候群といわれており，知的能力・注意・言語などの機能は比較的保たれるものの，記憶機能が障害された状態である。記憶喪失とは異なり過去の記憶は保たれているが，新しく覚えることが困難になる特徴がある。記憶障害には，事実とは異なる話をする**作話**や，人・場所の名前や日付・時間を忘れてしまう**見当識障害**も含まれる。記憶の3過程（記銘―保持―想起）のどこに障害があるかを判定する必要がある。たとえば，覚えられないのは記銘の問題，覚えている時間が短いのは保持の問題である。想起には再生と再認があり，再生は自ら意図的に思い出せること，再認はヒントなど選択肢

があれば思い出せることであり，再生か再認どちらの問題かを判別する必要がある。脳の損傷部位は，海馬・視床・前脳基底部である。海馬の損傷では，新しいことが覚えられなくなる記銘力と再認に，視床の損傷では，記銘・見当識・作話に，前脳基底部の損傷では，情報の記銘・保持は比較的保たれるが複数の情報処理に問題が起こる。

3-6　遂行機能障害

　遂行機能とは，日常生活，社会生活に密接にかかわり，環境や状況に合わせて流動的に働く機能である。生活や仕事の場面では，状況を的確に分析し，状況に合わせた行動を意図したり，実際に行動した結果を評価し，必要があれば修正を行うことが求められる。一連の行為の過程がうまくできなくなることが**遂行機能障害**である。日常生活や社会生活で，同じ作業を繰り返し，決まったルーティンをこなすことは自動化された行動であるため，遂行機能障害にかかわらず問題なくできる。しかし，状況が変化したり，新しい場面に遭遇したり，効率性や多様性を求められる場合に遂行機能が必要となる。脳の損傷部位は前頭葉背外側である。

3-7　社会的行動障害（情動・意欲・行動の障害）

　社会的行動障害とは，情動・意欲・行動の障害である。ヒトは（人的・物理的）環境との関係で状況に合わせた行動ができない場合，負の感情を起こしやすく，不適切な行動（脱抑制）が現れる。状況の理解ができない，適切な表現ができないために，意欲低下・不安・抑うつ・依存性や退行・感情爆発が起こることもある。そのため，孤立感を感じたり，被害的になり他者のせいにする傾向が現れることもある。脳の損傷部位は前頭葉内側面，前頭前野を含む前頭葉障害である。

3-8　地誌的障害

　地誌的障害とは，地理や場所に関する障害で，よく知っているはずの道で迷

う現症である。道に迷う現症には，周囲の環境や目印となる建物がわからなくなる街並失認と，道順がわからなくなる道順障害がある。地誌的障害には，家の見取り図や，家から駅までの簡単な地図が描けない，よく知っているはずの風景（街並や建物）をみても，それがどこかわからない，病院などの大きな建物内の部屋やトイレの場所がわからずうろうろしたりするなどの症状がある。観察によってわかる障害である。認知症の徘徊とは異なり，目的をもって探し回る周回が特徴的である。脳の損傷部位は，両側側頭葉から後頭葉である。海馬傍回を含む右半球の損傷では街並失認，脳梁膨大部の損傷では道順障害が起こる。

3-9　半側空間無視

半側空間無視は，大脳半球の損傷によって起こる障害である。右半球の損傷では左半側空間無視，左半球の損傷では右半側空間無視が起こる場合があるが，多くは右半球損傷による左半側空間無視が観察される。右半球が損傷されると，左側に意識が向かなくなるため，左側にあるものが認識できなくなる。左側に意識が向かないとは，①顔面や視線がつねに右を向いている，②左側から話しかけられても右側を探す，③左側にものを置くと見つけられない，④食事をするとき左側にあるものに気づけない，⑤紙面の左側を見落とす，⑥左片麻痺があり車椅子に乗っている場合，ブレーキをかけ忘れる，車椅子起動時に左側にぶつける，左に曲がれないなどが観察される。脳の損傷部位は右側頭葉—頭頂—後頭接合部とされる。

3-10　半側身体失認

半側身体失認は，麻痺のある自分の半身の存在が認知できない障害である。左片麻痺があるにもかかわらず麻痺を否認する，歩けない状態であるのに歩けると思っていることがある。まれに，麻痺している手を自分の手ではないということもある。自分の身体の感覚を認知できないため，転倒や怪我の危険がある。麻痺している手や足に意識を向ける言葉かけを行い「大丈夫です」と答え

た場合，半側身体失認が疑われる。大丈夫という感覚は右手への意識である。会話の中に不自由になった身体についての話が出てこない場合，実際の行為（左手に70cmのラップ芯の端を弾性包帯で固定したうえで，左側に玉を10個不規則に置き，棒の先端を使って数えてみるなど）を通して自覚につなげる必要がある。脳の損傷部位は右頭頂葉とされる。

3-11　病態失認（病識欠如）

病態失認は，後天的に脳が損傷されたことに起因する問題に対して，自覚・認識できなかったり，無頓着であったり，否定する障害である。自分の状態を客観的に俯瞰してみる**自己モニタリングの障害**ともいえる。脳の損傷部位により起こる病態が異なり，局在的あるいは全般的な症状が出る。自分の障害に対して困っていないため，指摘されても自分のこととは思えない。そのため，自分の障害を回復させようとする態度につながらず，修正が困難である。病態認識について，面接場面で①自分の障害をどのように認識しているか，②課題の解決の見通しが現実的かどうか，③家族と当事者の訴えが合っているか，の3点を確認することが必要である。

4　公認心理師の取り組み

公認心理師による高次脳機能障害への取り組みとして，神経心理学的アセスメント（第12章参照），認知リハビリテーション（第11章参照），心理支援・家族支援・就労支援が求められる。

4-1　認知リハビリテーション

多くの人にとって，自分の脳機能が病気や事故などにより損傷され障害を負ったことを理解し，回復するためには弱くなった機能を鍛えなおし，脳機能ネットワークの動きをよくするためのリハビリテーションが必要だと認識することは難しい。高次脳機能障害の高次の意味には「自分に障害があることを自覚

しにくい」ことが含まれる。そのため，高次脳機能障害の**認知リハビリテーシ**
ョン（以下，認知リハ）は，どのようにして病態認識を改善させるか，すなわ
ち，自己モニタリングの改善が効果に大きく影響する。同時に，自分の病態を
認識したことで心理的に落ち込み，**二次的障害**の抑うつにならないための方策
も必要となる。そのため，**機能回復**と**情動支援**は同時に実施することが必須と
なる。機能回復がこの障害の普遍性への介入とすれば，情動支援は個人差への
介入となる。認知リハへの動機づけには，本人がどのような人なのかを把握す
るアセスメントにもとづく適切な対応と，見通しのつく目標達成を意欲的に続
けていけるような説明の技術が大きく影響する。医師の脳画像診断から脳機能
ネットワークがどのように変化しているか，神経心理学的検査からどの認知過
程に問題があるか，それはどの程度の障害なのか，心理面接からどのような性
格・人格・感情・精神状態なのかを把握したうえで，認知リハ計画を作成し，
実施し，効果判定を行う。

4-2　心理支援・家族支援・就労支援

心理支援

　ある日突然の事故や病気により高次脳機能障害が起こり，様々な機能や能力
を失ったことを受け止めなくてはならないときがくる人もいる。自分ではでき
ているつもりでもミスが多くなった，覚えていないことが増えた，仕事の手順
がうまくいかない，イライラしてすぐ怒るようになったなどの事態が起こる。
そして，病態の認識が少しずつ改善してくると，社会的な立場や仕事を失った，
学校にもどっても勉強についていけなくなった，家庭内での親としての役割を
失った，という**社会的喪失**が幾重にも重なるようになり，自分の障害への心理
的適応がうまくできないということが生じる。不安から抑うつ状態になり，睡
眠障害や食欲減退などの症状が出現し，精神科医の受診が必要な場合，抗うつ
薬が奏功することもある。公認心理師は，まず受容的な態度でゆっくり話を聞
き，つらい思いを語ってもらうことが重要である。心の理解者を得ることでリ
ハビリテーションへの意欲が回復してくる。

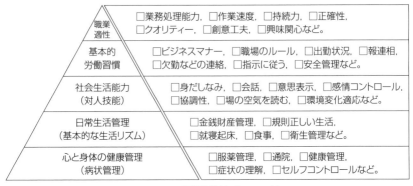

図 10-1　職業準備性ピラミッド

（出所）深川（2018）

家族支援

　心理適応・心理回復は本人のみならず，家族にとっても必要である。まずは，家族に高次脳機能障害とはどのような障害であるかを理解してもらう機会を提供する。家族教室を開き，家族が学ぶ場と家族の心理的回復を担う場をつくる。**家族教室**では，障害により本人に起こっていることを理解する，障害前との違いを受け止める，うまくできたことを褒める，本人の頑張りを認める言葉かけをする，家族も自分の人生を生きることができるように支援していく。そして，家族教室では，**精神的健康度**を取り戻す（元気になる）ために，グループディスカッションによる支援を行う。グループディスカッションでは，思いを共有する，視点を変える，対処法を見つけるなどのファシリテートを行う。家族の心理適応が回復してきたら，高次脳機能障害を知らない周りの人に伝えるメッセンジャーも担う。本人にとってもよい環境づくりをすることは家族の心理回復にもつながる。

就労支援

　就労支援は，就職できることが最終目的ではなく，安定した職業生活を継続できるように支援することが求められる。働き続けるためには，健康であること，規則正しい生活（決まった時間に起きて職場に行くなど），職場内の対人関係の維持，職務や作業ができる，といった就労条件がある。そのため，職業準

☕コラム　高次脳機能障害と自動車運転

　武原（2013）は，自動車運転中のドライバーは認知・予測・判断・操作を適切に繰り返すことで安全運転が実現されているため，注意障害や遂行機能障害などの高次脳機能障害を有すると，適切な認知・予測・判断が困難となり，安全運転に支障を来すと述べている。小倉らは，脳疾患患者と健常者を対象に，机上の高次脳機能検査とドライビングシミュレーターによる運転技能検査を施行し，判断の目安として，TMT（Trail-Making-Test：注意機能検査）PartA で 47 秒以内，PartB で 133 秒以内，BADS（Behavioural Assessment of the Dysexecutive Syndrome：遂行機能障害症候群の行動評価）動物園地図得点で3.2点以上，BADS 年齢補正標準得点で90点以上が必要であると述べている。

備性ピラミッド（図 10-1）で確認しながら進めることで，本人だけでなく，家族にとっても何が必要で，どこまでできているか，を共有できる。

　高次脳機能障害者への就労支援は主に３つある。

　①就労移行支援事業は，障害がありながらも一般企業で雇用されることが可能と見込まれる人を対象に，就労移行支援事業所で学びながらスキルアップし一般企業での就労を目指す支援である。

　②就労継続支援A型は，高次脳機能障害が重度であり，一般企業で働くことが困難な場合の就労支援である。A型の事業所では，事業者と雇用契約を結び，国が定めた賃金が支払われる。

　③就労継続支援B型は，就労継続支援A型の仕事に就くことが難しい場合の就労支援である。B型の事業所では，雇用契約は結ばず労働への対価は工賃として支払われる。

　高次脳機能障害になり，元の職場で働くことが困難な場合，就労支援事業や就労継続支援A型・B型などの支援を通じて働くことができる。

❖考えてみよう
　突然の事故や病気などにより脳に損傷を受けたことで，脳内の情報処理がどのような状態であるかを把握するための神経心理学的視点は，公認心理師にとってどのような強みになるだろうか。考えてみよう。

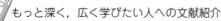もっと深く，広く学びたい人への文献紹介

中島 恵子（2009）．理解できる高次脳機能障害　三輪書店

　　☞はじめて高次脳機能障害を学ぶ人を対象に，わかりやすい文章とイラストを使い解説している。

鈴木 匡子（編著）（2014）．症例で学ぶ高次脳機能障害――病巣部位からのアプローチ――　中外医学社

　　☞様々な高次脳機能障害の複雑な症候を病巣別に解説している。

NPO法人日本脳外傷友の会（編）（2011）．高次脳機能障害とともに――制度の谷間から声をあげた10年の軌跡――　せせらぎ出版

　　☞全国各地の会の代表，会員，支援者の立場で「高次脳機能障害とともに生きるとは」について書いている。

引用文献

深川 和利（監修）　稲葉 健太郎・長野 友里（編著）（2018）．高次脳機能障害支援の道しるべ 就労・社会生活編　メディカ出版

国立障害者リハビリテーションセンター（2004）．高次脳機能障害支援モデル事業報告 平成13年〜平成15年のまとめ　国立障害者リハビリテーションセンター

厚生労働省（2016）．平成28年生活のしづらさなどに関する調査（全国在宅障害児・者等実態調査）結果

中島 八十一・手島 彰（編）（2006）．高次脳機能障害ハンドブック　医学書院

中島 恵子（2009a）．理解できる高次脳機能障害　三輪書店

中島 恵子（2009b）．認知リハビリテーション　総合リハビリテーション，*37*（1），17-22.

中島 恵子（2018）．高次脳機能障害のアセスメントと支援　本郷 一夫・田爪 宏二（編著）　認知発達とその支援（pp. 224-239）　ミネルヴァ書房

小倉 雄一・池田 恭敏・塚本 真希・村木 敏明（2008）．高次脳機能障害患者のための自動車運転能力評価法の検討　茨城県立医療大学付属病院職員研究発表報告集：ひろき，*11*，53-57.

武原 格（2013）．脳損傷者に対する自動車運転能力評価　*MB Medical Rehabilitation*，(153)，59-64.

第11章 脳障害による心身への影響
——みえない障害を理解するために

橋本優花里

脳の後天的な器質的損傷においては，運動障害や認知機能障害の他，直接的あるいは二次的な影響としての心の問題が生じ，日常生活やリハビリテーションの遂行の妨げになることがしばしばある。しかし，多彩な認知機能障害に目が向くあまり，心の問題については見過ごされたり，対応が遅れたりすることもある。本章では，当事者における心身の問題を概説するとともに，当事者を支える家族への影響にも言及し，それらへのアプローチのポイントと心構えをまとめる。

1 当事者への影響

1-1 身体の問題

脳の後天的な器質的損傷に伴い，**運動麻痺**・嚥下障害・構音障害・失調症などの様々な運動障害が生じる場合がある。とくに運動麻痺は当事者の**日常生活動作**（activity of daily living：ADL）の自立に直接影響することから，当事者や家族にとってはその改善がリハビリテーションの大きな目標となることも少なくない。運動麻痺のリハビリテーションは理学療法や作業療法の対象となるが，心理的支援においても当事者が抱える麻痺の発生機序や特徴について理解することで，脳の損傷部位とそれによる認知機能障害の推測を行ううえでの参考にできる。また，麻痺を抱えた際の生活上の，あるいは心の問題を把握することにより，麻痺を含めた種々の障害をどのように受容していくかの糸口を得

られる場合もある。

　運動麻痺は，一次運動野とそこから延びる神経路の障害によって生じる。一次運動野の損傷によって生じる麻痺は主に片麻痺であり，損傷部位の反対側の上肢・下肢にみられる（丸石，2016a）。これは一次運動野からの神経路が延髄と頸椎の境界部で互いに交差して反対側へ向かうためである。したがって，片麻痺の場合，麻痺側を把握することで大雑把にではあるが損傷部位が左右の脳どちらであるのかを推測することができるため，有する認知機能障害についてもある程度の見当をつけることが可能になる。

　運動麻痺によってこれまでできていた動作ができなくなることに対する当事者のインパクトは計り知れない。さらにその状況が後遺症として残存するとなれば，当事者の不安は相当なものになるだろう（丸石，2016b）。運動麻痺自体は心理的支援の対象ではないが，二次的に生じている不安に耳を傾け，当事者の心理状態に寄り添うことは，当事者との信頼関係の構築に結び付く。

　上田（1994）は，ADL の自立が当事者の**生活の質**（quality of life：QOL）の向上につながるとし，ADL 重視のアプローチについて述べている。その際，機能障害と能力障害は必ずしも相関しないことから，機能障害に直接働きかける訓練のみならず，機能障害を抱えつつもその中でできる ADL を向上させることが重要であると説いている。このような視点から考えると，運動障害の特性に対する情報を当事者や家族などに提供し，その対応への理解を促す心理教育は，ADL の自立に向けて重要な役割を果たすといえる。

1-2　心の問題

　運動障害や認知機能障害については，損傷部位からその特徴が推測可能である。しかしながら，不安や抑うつ感，イライラ感，あるいは感情コントロールの低下や意欲の減退などの心の問題は，表出された問題と損傷部位の対応関係が必ずしも明確ではない。またその原因についても，脳の損傷による直接の結果として理解できるものもあれば，認知機能の障害による日常生活上の困難から二次的にもたらされていると考えられるもの，あるいは個人の生来の特性や

環境の要因によるものなど多様に考えられ（村井，2009），複数の原因が絡み合って生じている場合も少なくない。さらに，高次脳機能障害の代表的な原因である頭部外傷では，心理症状や社会的行動障害が大きな問題になる他（三村，2009），外傷を負った状況によっては**心的外傷後ストレス障害**（post traumatic stress disorder：PTSD）発症の危険性もはらむ。

　プリガターノ（Prigatano, 1999）は，脳の損傷後の早期には身体機能や認知機能の回復に力が注がれるが，その回復が一定のレベルに達し，残存する障害とともに日常生活を送らなければならないことがわかったときに，当事者や家族には大きな喪失感が訪れると指摘する。したがって心の問題については，受傷後しばらくしてから顕著になり，社会とのかかわりが増えるにつれ増悪するケースもある。また三村（2018）は，頭部外傷後の精神症状は遅発的に生じるケースが多いことに言及し，その原因をタウタンパク質と呼ばれるタンパク質の長期にわたる異常蓄積にあると述べ，脳実質の変性が寄与している可能性を指摘している。

　心の問題には，**障害受容**の過程に伴って変化するものもある。上田（1983）は，障害受容に関する諸説を整理し，障害受容に至るまでをショック期，否認期，混乱期，解決への努力期，受容期の五つに分け，その心理状態をまとめている（図11-1）。これらの過程は各時期を一進一退する他，それぞれの時期が入れ替わったり，いくつかの時期が同時に生じることもある。

　図11-1にもとづいて当事者の心理的変化を考えると，具体的にはどのような状態が生じているのだろうか。心理的変化がとくに激しく，支援の必要性が高いと考えられる否認期から努力期までを取り上げ考えてみたい。まず否認期では，脳の損傷による後遺症を否認する。たとえば，記憶障害や注意障害に関する神経心理学的検査の結果が良好でなくても，「記憶が悪いのは年齢のせいです」や「気が散りやすいのは昔からです」などと訴え，受け入れや理解を示すことが困難な状況がみられる。混乱期では，後遺症が残存する可能性に直面し，その怒りを「治療やリハビリテーションが間違っているからよくならない」等といって他者にぶつけたり，「自分の努力が足りない」と自らを責める

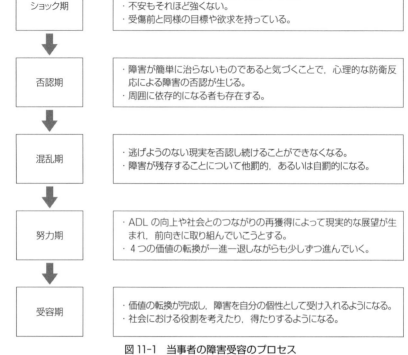

| ショック期 | ・生物学的保護反応から感情が鈍磨した状態。
・不安もそれほど強くない。
・受傷前と同様の目標や欲求を持っている。 |

| 否認期 | ・障害が簡単に治らないものであると気づくことで，心理的な防衛反応による障害の否認が生じる。
・周囲に依存的になる者も存在する。 |

| 混乱期 | ・逃げようのない現実を否認し続けることができなくなる。
・障害が残存することについて他罰的，あるいは自罰的になる。 |

| 努力期 | ・ADL の向上や社会とのつながりの再獲得によって現実的な展望が生まれ，前向きに取り組んでいこうとする。
・4 つの価値の転換が一進一退しながらも少しずつ進んでいく。 |

| 受容期 | ・価値の転換が完成し，障害を自分の個性として受け入れるようになる。
・社会における役割を考えたり，得たりするようになる。 |

図 11-1　当事者の障害受容のプロセス

（出所）上田（1983）をもとに筆者作成。

などの様子が観察される。努力期では，「できることを一つひとつやっていくことが大切だと気づきました」といったような言葉がみられ，障害を抱えつつも自らの新しい価値を見つけていこうとするような心の変化が示される。

　障害の受容の本質は価値の転換にある（上田，1983）。そして価値の転換には，①価値の範囲の拡大，②障害の与える影響の制限，③身体の外観を従属的なものとすること，④比較的価値から資産価値への転換の4つの側面があるという。①の価値の範囲の拡大は，自分が失ったと思っている価値の他に，自分には別の価値があるという確信を持つことができるようになることを指す。②の障害の与える影響の制限は，障害が自己全体を否定するものではなく，自身の一部に影響を及ぼすものであると制限をかけることができるようになることである。

そして，③の身体の外観を従属的なものとすることは，身体の障害によって外見が変わったとしても，人格的な価値の方が優ると認識することができるようになることをいう。最後の④の比較的価値から資産価値への転換は，他者との比較ではなく，自身の持つ価値に目を向けることができるようになることである。障害受容の過程においては，とくに努力期においてこれら4つの価値の転換が少しずつ進んでいくことになる。そのため，心理的支援では，当事者の価値を発見し，それを当事者や家族に伝え確認していく作業が重要になる（上田，1983）。

　なお上田（1983）では，後遺症の否認を一般的には心理的な防衛機制によるものだとしているが，高次脳機能障害においてはそれ以外にも**障害への気づき**の低下が大きな影響を与えていると考えられる（山口，2011；岡村・武藤，2014）。山口（2011）は，高次脳機能障害者では，障害が見えにくいことや障害に気づく脳実質の損傷，あるいは種々の認知機能の障害により，自分の障害に気づくことが困難であると指摘する。そして，気づきが低下している場合には訓練や代償手段獲得の拒否につながるとし，知的な気づき，体験的気づき，予測的気づきの三つの段階に沿って，気づきを引き出していくことが大切であると述べている。また岡村・武藤（2014）は，気づきの段階によって心理的ストレスも異なることから，それらに沿った心理的支援の必要性も提言している。

　心の問題のもう一つの側面として，PTSDにふれておきたい。頭部外傷では，PTSDの症状を呈するケースもある。PTSDとは，危うく死ぬようなまたは重傷を負うような危機的な出来事を経験したことで異常なストレスにさらされた後に生じる精神疾患（西，2018）で，不眠，出来事のフラッシュバック，出来事を思い出すものを避けたり出来事の記憶を思い出せないなどの回避や抑うつ，意欲や食欲の低下などの一連の症状を示す病態である。一見，心の問題としてとらえられるが脳実質にも変化が生じる（丸石，2016a）。頭部外傷後のPTSDの発症においては，出来事に関する記憶の有無や意識障害の程度，あるいは頭部の外傷の程度が影響する他，高次脳機能障害の自覚によって遅発的に生じるケースも報告されている（西，2018）。

　以上のような脳の器質的損傷後の心の問題は，それ自体が当事者や家族にとって大きな問題になる他，リハビリテーションに対する当事者の理解や進行を妨害する。したがって，当事者の社会復帰や社会参加を目指す際には，認知機能障害の改善のみならず，心の問題に対する支援も欠かせない。高次脳機能障害にみられる認知機能障害は多様で，その生活への影響も明らかであることから，つい認知機能の改善や代償手段獲得といった支援を優先してしまいたくなるかもしれない。しかしながら，その背景には大なり小なりの心の問題があることを理解し，必要時に対応できる環境を整えておかなければならない。

2　家族への影響

2-1　生活上の問題

　当事者の多くは**家族**と同居し，家族からの支援を受けている。そして，家族の理解や協力の有無が，退院後の社会生活を左右するといっても過言ではない。その一方で，家族には身体的・心理的な負担が重くのしかかっていることも事実であり，支援を行うにあたっては，当事者の問題のみならず，家族が抱える問題についても把握する必要がある。

　まず，当事者が家計を支える立場にあった場合，休職や離職により経済的な困窮が生じる他，家族内の役割や関係性に変化が生じる（Prigatano, 1999）。また，ADL が自立していない場合には家族による介助が必要であろう。さらには，認知機能の低下から当事者を家に一人で留守番させておくことが難しくなり，絶えずの見守りが必要になるケースや，ADL に比して銀行や役所などの用事，金銭管理，買い物などの**手段的日常生活動作**（instrumental activity of daily living：IADL）の自立が進まず（渡邉，2019），これらを家族が代行しなければならないことも多々ある。そして，移動手段の確保も大きな問題である。**自動車運転**は日常生活において生活範囲の拡大や QOL の向上に寄与するものであるが，高次脳機能障害では自動車運転の再開に慎重にならざるをえない状況がある。移動手段の確保は，リハビリテーションにも大きな影響を与える。

高次脳機能障害に特化したリハビリテーションを行うことができる病院は限られており，通院に時間がかかる場合も多い。移動手段が確保できなければ，退院後のリハビリテーションを継続することはできないし，長期間の通院を家族の運転に頼る場合には家族の大きな負担となる。

　以上のように，当事者の家族においては，高次脳機能障害が中途障害であるがゆえに，それまでなかった生活上の負担が一度にのしかかってくる。また，このような生活の変化にとどまらず，障害の理解のしにくさや，受傷後の人格変化への戸惑い，回復過程における心理的葛藤などの多くの**心理的負担**も生じる（四ノ宮他，2003）。次項では，家族の心の問題に言及する。

2-2　心の問題

　これまで大きな問題なく生活をしてきた家族の一人が障害を抱えることになったとき，様々な思いが交錯する。最初は命が助かっただけでもよかったと感じるかもしれないし，目覚ましい回復を期待するかもしれない。しかしながら年月が過ぎ，残存する障害や生活上の困難を目の当たりにするにしたがって，負担感や疲労感，あるいは徒労感が大きくなっていく。家族自身の障害受容や障害への理解が進まないこともあるだろう。

　栢森（1995）は，頭部外傷による高次脳機能障害当事者の家族の障害受容過程について，レザック（Lezak, 1986）による六つの過程に言及し，その特徴をまとめている（図11-2）。当事者の障害受容と同様に，これらの過程をすべて経験する場合もあれば，それぞれの過程の経過時間が異なったり，違った順番で経験することもある。したがって，支援する家族がどの過程にあるのかを見極め，それに合わせた支援を行う必要がある。たとえば，幸福期には当事者の変化に気づきにくいことから，支援者がそれを指摘することは家族の怒りや反感を買ってしまうことになる場合がある。また，当惑期では当事者の問題行動に対する家族の不安が大きいため，当事者の変化を客観的に示すだけでなく，残存している能力についてともに見極めていくことが重要になる。そして，落胆期には家族が考える自らの力量と，当事者の回復の程度の間の葛藤が極限に

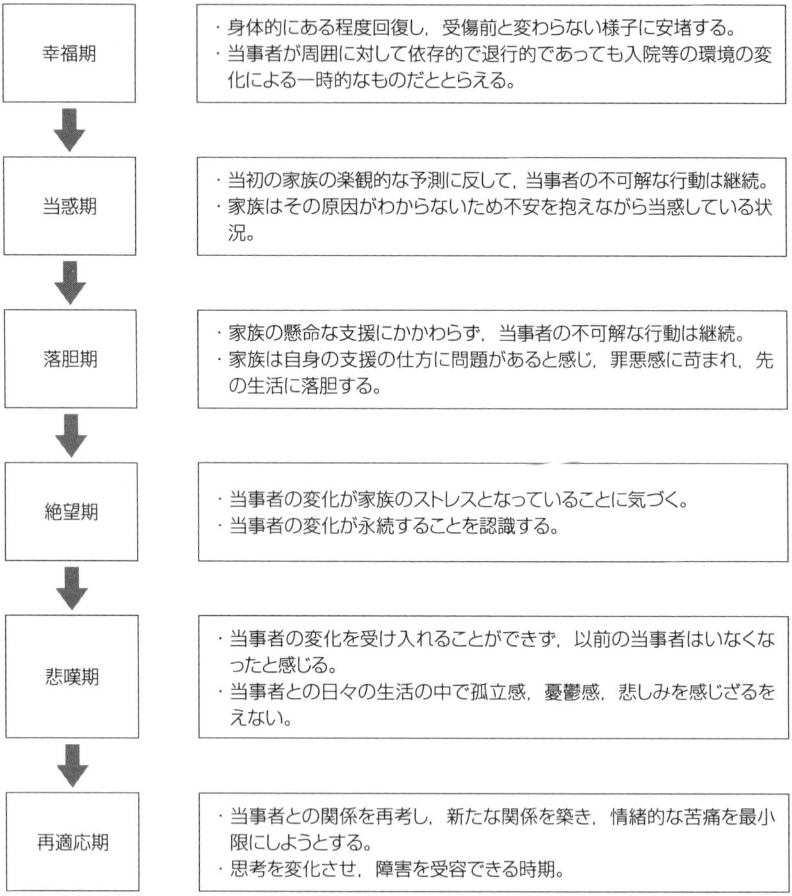

幸福期	・身体的にある程度回復し，受傷前と変わらない様子に安堵する。 ・当事者が周囲に対して依存的で退行的であっても入院等の環境の変化による一時的なものだととらえる。

当惑期	・当初の家族の楽観的な予測に反して，当事者の不可解な行動は継続。 ・家族はその原因がわからないため不安を抱えながら当惑している状況。

落胆期	・家族の懸命な支援にかかわらず，当事者の不可解な行動は継続。 ・家族は自身の支援の仕方に問題があると感じ，罪悪感に苛まれ，先の生活に落胆する。

絶望期	・当事者の変化が家族のストレスとなっていることに気づく。 ・当事者の変化が永続することを認識する。

悲嘆期	・当事者の変化を受け入れることができず，以前の当事者はいなくなったと感じる。 ・当事者との日々の生活の中で孤立感，憂鬱感，悲しみを感じざるをえない。

再適応期	・当事者との関係を再考し，新たな関係を築き，情緒的な苦痛を最小限にしようとする。 ・思考を変化させ，障害を受容できる時期。

図 11-2　家族の障害受容のプロセス

（出所）栢森（1995）をもとに筆者作成。

達しているため，家族の心理的負担を軽減するための支援が優先される。

　受傷原因による家族の支援者としての役割の違いや，心理的負担の違いも指摘されている。渡邉（2017；2019）は，**外傷か脳血管障害か**という原因別に当事者への家族の支援の実態やその負担感を調査し，必要とされる家族支援の同異についてまとめている。外傷による高次脳機能障害では，その発症のピークが20代と50代にある。20代の場合，社会に出たばかりの若年者が中途障害を負

うことは，当事者のみならず家族にも多大な心理的ショックを与える。そして未婚の当事者も多いことから，母親が**キーパーソン**になるケースも少なくない。中年以降では当事者は男性であるケースが多く，その場合，妻がキーパーソンになる。このことは，脳血管障害による高次脳機能障害も同様である。そして，キーパーソンとしての負担感を母親と配偶者で比較した場合，配偶者でより大きくなることが示されている。

　また，外傷と脳血管障害では頻出する高次脳機能障害に違いがあり，家族の負担感を強くする原因が異なると指摘されている。脳血管障害では高次脳機能障害はもちろんのこと，そのことによる役割や能力の喪失に伴う失職や引きこもりなど，社会参加にかかわる二次的な問題が心理的負担を増長する。一方，外傷では脳血管障害と同様に，高次脳機能障害や社会参加にかかわる要因が心理的負担を増長する他，抑うつ状態・興奮状態・意欲の障害・情動の障害といった行動と感情の障害の特異性が影響する。

　心理的負担は家族の心身の健康に影響を及ぼし，当事者の回復過程を阻害することにもつながる（渡邉，2019）。当事者が病院から出て地域社会に戻ったとき，その支援の中心は家族が担う。支援を行う際には，当事者のみならず家族が抱える問題についても正確に把握し，必要に応じて手を差し伸べるための準備をしておかなければならない。

3　まとめ──支援に向けて

3-1　支援のポイント

　高次脳機能障害の支援では，公認心理師は**認知リハビリテーション**と呼ばれる領域で，他職種と協力しながら認知機能の問題や心の問題へのアプローチを試みる。先崎・菅野（2017）は，評価，心理的サポートと心理教育，**個別性**の高い支援，社会的行動障害への対応，長期的な介入の五つの視点から認知リハビリテーションにおいて公認心理師に期待される役割を述べており，ここではそれらをふまえながら支援の際のポイントを示す。

　まず評価についてである。いうまでもなく，適切な支援には的確な評価が欠かせない。評価では検査の成績のみならず，様々な場面での観察を含めて，当事者の障害された機能と残存する能力を見出すことが重要である。また，その評価結果を当事者や家族，他職種に伝える際には，専門用語を多用せずわかりやすく伝えることを心がける他，できることとできないことのどちらを中心に伝えるかといった伝え方の順番や表現の仕方などについて，当事者や家族との対話を重ねながら慎重に判断していく必要がある（橋本，2008）。

　高次脳機能障害に対する支援において，心理的サポートと心理教育は，障害された認知機能に対するリハビリテーションと両輪をなすものである。臨床現場では，認知機能のリハビリテーションを行いつつ，必要に応じて当事者や家族に対する心理的サポートや障害に関する心理教育を行う。そして当事者の生活や社会参加に関する現実的な方法を提案するだけでなく，当事者自身が問題に向き合い，対処していく力を身につけることができるよう支援しなければならない（橋本，2019）。したがって，公認心理師においては神経心理学の知識のみならず，認知心理学や臨床心理学，発達心理学や社会心理学など，様々な心理学の知識とスキルに精通する必要がある（橋本，2012）。

　また，リハビリテーションでは，普遍性を備えた支援と個別性の高い支援を効果的に織り交ぜることが重要である。認知機能障害に対するリハビリテーションについては，その手法がある程度確立され，効果的な内容が提案されているため，評価にもとづき当事者の障害像に合わせたものを選択し，提供していくことが可能である。しかしながら，当事者や家族は障害受容の過程において様々な心理的状態を抱えているため，つねにリハビリテーションや支援が円滑に進むとはいえず，動機づけや気づきを積極的に促す場面にかかわらなければいけないこともある。また，リハビリテーション課題も当事者の好みに合わせたカスタマイズが必要となる場合もある。そこで支援においては，普遍性を備えた内容を提供するとともに，当事者のそれぞれの問題や訴えを丁寧に聞き取り，個別性の高い支援を組み合わせながら行っていくことが重要になる。

　社会的行動障害は社会参加の可否に大きな影響を与えるだけでなく，当事者

☕コラム　オーセンティック認知リハビリテーションを考える◀-◀-◀-◀-◀-◀-◀-◀-◀-◀

　時としてリハビリテーションへの動機づけが低い当事者に出会うことがある。上田（1994）が指摘するように，リハビリテーションの現場において「当事者の意欲がないからリハビリが進まない」という声があがることがあるが，実際には意欲がないのではなく，我々支援者が，当事者の意欲を引き出せていない，すなわち当事者をリハビリテーションへと動機づけることができていないのである。では，どのようにすれば動機づけることができるのか。このことについて，オーセンティック（authentic）という言葉を題材に考えてみたい。

　オーセンティックとは真正の，確かななどの意味を持つ。教育場面では学習やその評価に関して用いられ，オーセンティック学習やオーセンティック評価という言葉で表される。鹿毛（2013）によれば，学校での学習では学習課題が現実社会でどのように役立つのかが明確ではないことから，学習者はそれを学習することの意義や価値を感じることができず，結果として学習意欲の低下につながることがある。そのため，学習課題を現実社会に関連づけることで学習者の課題に対する実用価値の認識を高め，学習意欲を喚起し，動機づけていくことが重要になる。このように現実の課題に結び付くことで，学ぶことに意味や価値を見出せるものをオーセンティックであるとする。

　認知リハビリテーションでは，もともとできていたことを再獲得したり，新たなスキルを身につけたり，障害を抱えつつもより良く生きるために障害について理解していくことを支援するため，一種の学習場面であるといえる。このように考えた場合，当事者が与えられた課題を，意味があり価値のあるものであると認識することが動機づけにつながるといえる。しかしながら，価値や意味は誰かに与えられるものではない。本人がそれらを自ら発見する必要がある（Boser, 2017 月谷訳 2018）。臨床での検査やリハビリテーションの課題実施場面では，「これが何の役に立つのですか」と当事者から問われることも多い。もちろん，検査や課題がどういうもので，何を目的としたものかを伝える必要はあるが，その意味や価値づけについては我々が行うものではない。我々がするべきことは，そこで行われていることが自分にとってどのような価値があるのか，どうすれば自分の生活に関連づけるのかなどを，当事者が主体的に考えることができるように導いていくことである。

　では，それをどのように導いていくのか。筆者の中にはまだそれを体系的に示せるほど，確立したものがあるわけではない。しかしながら，これまでの臨床経験を通じて最も大切だと感じるのは，価値や意味づけは個人によって違うため，まずは当事者を理解することである。「記憶障害」「注意障害」などの認知機能障害によって，それらを持つ当事者をステレオタイプ的にとらえてしまうことをせず，個としてかかわり，当事者の主観的な経験を大切に扱うことで，当事者が意味や価値を見出す支援をしていく必要があろう。

を支える家族の心理的負担を増大させる要因となる。社会的行動障害について
は一見コントロールが難しいように感じるが，近年では**認知行動療法**による取
り組みを行うことで，当事者とともに対処行動を考えることの有効性も報告さ
れている（三村，2018）。一方，家族に対しては，問題行動の発生機序について
の心理教育を行うとともに，環境調整に関する助言を行う必要がある。

　そして，長期的な視点を持つことも重要である。当事者の問題は当事者が身
を置く場面によって変化する。そのため，受傷からしばらくして様々な問題が
露呈する場合も珍しくないことは，先にも述べた通りである。当事者の心理に
継続して寄り添いながら，その時々で当事者を動機づけ，気づきを促しながら，
徐々に認知と行動を変えていかなければならないこともある。数年にわたり支
援が必要なケースもあることを念頭に，リハビリテーションが終わった後でも
困ったときにはいつでも支援を受けられることを伝えるのも必要だろう。この
ことは家族においても同様であり，医療機関のみならず，当事者の家族が情報
を共有し交流できる居場所などの情報提供も欠かせない。

3-2　支援の際の心構え

　前項では支援のポイントをまとめたが，最後に支援に携わる者として強調し
ておきたい心構えを整理することで本章のまとめとしたい。

　まず大前提として，我々は当事者本人にはなりえないことを肝に銘じつつも，
相手の立場や考えを想像しながら対話していく必要がある。このことは，**社会
的想像力**という言葉で白波瀬（2010）の中で説明されている。支援に携わる者
としては，同書を一読されたい。

　また，当事者の呈する問題は，認知機能障害からのみ生じているのではなく，
当事者の環境に対する主観的な経験や認知が影響している場合が多々ある。た
とえ当事者の訴えが，作話や記憶違いなど認知機能障害に由来すると考えられ
るものであったとしても，それを否定するのではなく，その主観的な経験が今
現在の当事者の真実であると受け止め，耳を傾ける姿勢が重要である。そのよ
うな**共感的態度**は当事者との信頼関係を強固にし，円滑な支援へと結実する。

　支援の場面においては認知機能障害への対応に注力するあまり，当事者や家族の内面に十分に寄り添えないことがある。筆者自身，心理職としての経験が浅い頃は，的確な評価とそれにもとづく障害への対応こそが自らの役割と考え，検査や訓練を優先していた。しかしながら，数十年経ち，認知機能障害が多彩であったり，リハビリテーションへの動機づけが低い困難な事例を経験するにあたり，当事者の主観的な経験の中にこそ支援のヒントがあると感じている。我々公認心理師は，まずは当事者や家族の苦労を受け止め，ねぎらい，彼らの気持ちに共感し，主観的な経験を肯定することから始めなければならない。そしてそのうえで，他職種や家族との連携を図りながら，自らが持つ心理学の様々な領域の幅広い知識とスキルを組み合わせ，当事者と家族のよき伴奏者としてニーズに沿った支援へと向かっていく必要があるだろう。

❖**考えてみよう**
・公認心理師として当事者や家族を支援する際にあなたが重要だと思うことは何だろうか？
・これまで学んだ心理学のどのような内容が支援に役立つだろうか？

もっと深く，広く学びたい人への文献紹介

プリガターノ，G. P.　中村　隆一（監訳）（2002）．神経心理学的リハビリテーションの原理　医歯薬出版
　☞臨床現場において当事者の主観的経験を把握することの大切さが強調されている。心理的アプローチの礎となる書籍。
山鳥　重（1985）．神経心理学入門　医学書院
　☞神経心理学のアプローチ方法や神経解剖学の入門的知識，そして様々な症状まで広く網羅されている。神経心理学の実践において必携となる書籍。

引用文献

Boser, U. (2017). *Learn better: Mastering the skills for success in life, business, and school, or how to become an expert in just about anything.* New York: Rodale Books.
　（ボーザー，U.　月谷　真紀（訳）（2018）．Learn Better——頭の使い方が変わり，学びが深まる6つのステップ——　英治出版）

橋本　優花里（2008）．脳外傷・脳血管障害　鈴木　伸一（編著）　医療心理学の新展開——チーム医療に活かす心理学の最前線——（pp. 91-101）　北大路書房

橋本　優花里（2012）．認知リハビリテーション　宮谷　真人・中條　和光（編著）　認知・学習心理学（pp. 497-512）　ミネルヴァ書房

橋本　優花里（2019）．頭部外傷後の心理症状への支援　認知リハビリテーション，*24*(1)，15-21.

鹿毛　雅治（2013）．学習意欲の理論——動機づけの教育心理学——　金子書房

栢森　良二（1995）．頭部外傷当事者家族の障害受容　総合リハビリテーション，*23*(8)，665-670.

Lezak, M. D.（1986）. Psychological implications of traumatic brain damage for the patient's family. *Rehabilitation Psychology, 31*(4), 241-250.

丸石　正治（2016a）．機能解剖　高次脳機能障害　ニューロエビデンス社

丸石　正治（2016b）．患者様・ご家族のための回復期リハビリテーション　ニューロエビデンス社

三村　將（2009）．社会的行動障害への介入法——精神医学的観点からの整理——　高次脳機能研究，*29*(1)，26-33.

三村　將（2018）．頭部外傷をめぐる最近の知見　一般社団法人日本高次脳機能障害学会・教育・研修委員会（編）　頭部外傷と高次脳機能障害（pp. 3-12）　新興医学出版社

村井　俊哉（2009）．社会的行動障害の症候学　高次脳機能研究，*29*(1)，18-25.

西　大介（2018）．頭部外傷及び高次脳機能障害とPTSD　一般社団法人日本高次脳機能障害学会・教育・研修委員会（編）　頭部外傷と高次脳機能障害（pp. 209-218）　新興医学出版社

岡村　陽子・武藤　かおり（2014）．高次脳機能障害者のセルフアウェアネスと心理的ストレスの関連の検討　専修人間科学論集心理学篇，*4*(1)，1-9.

Prigatano, G. P.（1999）. *Principles of Neuropsychological Rehabilitation.* New York: Oxford University Press.
（プリガターノ，G. P.　中村　隆一（監訳）（2002）．神経心理学的リハビリテーションの原理　医歯薬出版）

先崎　章・菅野　裕太郎（2017）．神経心理学的障害（高次脳機能障害）者の評価と支援　*Journal of Clinical Rehabilitation, 26*(13), 1256-1260.

四ノ宮　美恵子・土屋　和子・鳴野　麻里子・色井　香織・尾崎　聡子・田中　大介…秋元　由美子（2003）．高次脳機能障害を有する患者の家族に対する心理的支援——病院における支援事例から——　国立身体障害者リハビリテーションセンター研究紀要，(24)，37-44.

白波瀬　佐和子（2010）．生き方の不平等——お互いさまの社会に向けて——　岩

波書店

上田　敏（1983）．リハビリテーションを考える――障害者の全人間的復権――　青木書店

上田　敏（1994）．高次脳機能障害と ADL――QOL 向上のための ADL の視点から――　総合リハビリテーション，*22*(2)，97-103.

渡邉　修（2017）．外傷性脳損傷者・家族のメンタル支援　*The Japanese Journal of Rehabilitation Medicine, 54*(6)，410-415.

渡邉　修（2019）．障害者家族への心理的サポート①――脳血管障害（高次脳機能障害）――　総合リハビリテーション，*47*(5)，455-461.

山口　加代子（2011）．心理学的アプローチ　地域リハビリテーション，*6*(10)，767-772.

第12章　神経心理学的アセスメント
——神経心理学的検査の意義

中島恵子

　　高次脳機能障害の診断において，医学的診断では，問診・理学所見・血液検査所見・脳画像所見などを総合して正確な診断を行う必要がある。医療現場における高次脳機能障害の診断は，その後の患者の社会生活・就労・復学・復職などに大きく影響する。そのため，様々な神経心理学的検査を組み合わせて，障害像の分析をする必要がある。たとえば，WAIS-Ⅳの検査が正常であるからといって，それだけで記憶障害や遂行機能障害はないと診断できない。得られた検査結果を基に，患者・家族に高次脳機能障害に関する情報を提供し，現状の問題点の原因，それに対処する方法を適切に提示し，回復に向けて能動的に取り組むことの必要性を理解してもらうことが求められる。

1　神経心理学的検査とは

　ヒトは人生の途上で，不測の事態である病気や事故などに遭遇することがある。その結果，**脳損傷**を負った人たちの脳はどのような状態にあるかを測定する方法として，**脳画像診断**や**神経心理学的検査**がある。脳画像診断は，脳のどの部位あるいは領域を損傷したかを視覚的に理解することができる。神経心理学的検査は，脳画像診断で損傷された部位や範囲を理解したうえで，損傷による認知機能の障害の程度を，数値によって測定できる。脳機能障害は脳損傷後，数週間から数年にわたり障害の症状や程度が変化する連続的パターンもあるため，脳は絶えず変化する器官であるといえる（Prigatano, Ogano, & Amakusa,

1997)。発症直後の脳機能障害の状態から経年により変化していく状態は，神経心理学的検査で確認することが必要である。

　神経心理学的検査は，課題に対する被検者の反応を得点化する心理検査の中でも，脳損傷による高次脳機能障害，すなわち，**神経疾患**の診断と評価に必須の検査である。神経心理学的検査には，全般的な知的能力検査，注意機能検査，記憶機能検査，前頭葉機能検査，遂行機能検査などがある。

1-1　神経心理学的検査の目的

　ヒトは多くの情報を視覚や体性感覚などを通して知覚し認識している。この認識して活動に生かすための脳機能を認知機能と総称している。脳が病気や事故などにより損傷されたことで，認知機能が障害された状態を**高次脳機能障害**という。認知機能の評価や，高次脳機能障害の程度の評価を目的として行われる検査の総称が，神経心理学的検査である。被検者の情報処理過程や問題解決過程を検査結果からどこに問題があるのかを臨床的および質的に評価する（中島，2017）。

　高次脳機能障害の中には，認知機能低下に加えて感情症状，行動障害が認められることがある。その場合は，性格・人格・不安・抑うつなどを測る質問紙，投影法による病態を把握する臨床心理学的検査を実施し，精神疾患と神経疾患の鑑別をする必要がある（益澤，2003）。

1-2　神経心理学的面接

　神経心理学的面接では，意識状態・視覚反応・聴覚反応・言語反応・見当識・会話の成立度・感情の疎通性・病態認識などを判定する。人格変容・不安・抑うつなどが疑われた場合は，心理学的検査の実施を計画する。また，イライラ感が強い，精神的に落ち着かないなどの状態に対しては，どのようなときに起こるのか，病気や事故前後との変化などを詳細に聞く必要がある。神経心理学的検査を実施する前に，被検者の全体像と認知・感情・行動などについて把握する必要がある。高次脳機能障害の場合，**病態認識**の把握は重要である。

1-3　神経心理学的検査実施時の留意点

　検査を実施する前に，可能な限り医学診断である脳画像診断の結果を把握しておくこと，カルテから病棟での様子などの情報を得ておくことが必要である。神経心理学的面接により意識状態・表情・眼球の動き・意欲・モチベーションの有無・注意・記憶・失語症（会話が成立するか，反応速度，聴覚理解，失読，失書など）・失計算（簡単な計算ができるか）・感情の疎通性・感覚機能などを把握する。何よりも被検者との**信頼関係（ラポール形成）**は重要であり，信頼関係により被検者は検査に向かう姿勢ができる。どのような神経心理学的検査の構成にするかを判断し，被検者にわかりやすい言葉で説明し実施する。

1-4　神経心理学的検査への導入

　検査の導入にあたっては，被検者の**疲労感**にまず注意を払う必要がある。疲労による影響が検査結果に反映されては意味がない。そのため，被検者の状態によっては一度で終わらない場合がある。また，**検査の意義**を十分に被検者にわかりやすく説明する技術が必要である。「あなたの現在の状態をきちんと理解して，あなたがよくなるためにはどのようなリハビリテーションまたは工夫をすると効果的かを考えるための検査です。検査結果は変わるものなので，○か月後に回復の状況を確認しましょう」など，被検者が検査を受け入れやすくなるような対応が求められる。

　神経心理学的検査は，まず全般的な認知機能の状態の把握と中核となる高次脳機能障害は何か，さらにその程度を把握することが必要である。人格面の評価が必要となる場合では臨床心理検査を用いることもある。どの検査を実施する必要があるかの判断には，被検者にできるだけ負担にならない検査法の構成と，被検者にとって有用なデータを聴取することが求められる。

2　脳機能からみる基本的視点

　神経心理学的視点とは，被検者の脳機能がどのような動きをしているか（課

題の反応の成否により損傷部位が課題成立にどのような影響を及ぼしているか）を
考え，被検者の**認知の処理過程の特性**を把握することである。脳画像診断の結
果を理解したうえで，神経心理学的検査の結果と照合する場合と，脳画像診断
がない場合にどのような処理過程となっているかを推測することが求められる。
ゆえに，基本的な脳機能の働きを理解しておくことが必要となる。

2-1　脳幹・間脳・基底核

　反射脳に属する脳幹は，生存のための呼吸や心拍の調整や反射を司っている。
脳幹は延髄，橋，中脳で構成され（図12-1），それぞれ多数の神経核を備え情
報を中継する役割を果たしている。脳幹は睡眠や覚醒にかかわり，絶え間なく
送られてくる情報を大脳皮質に伝えている。

　生存や種の保存にかかわる間脳は，外部から入ってくる感覚情報（視覚・聴
覚・触覚・味覚）はすべて視床が受け止め，情報をより分け大脳皮質に伝達し
ている。視床に損傷を受けると，**情報伝達**がうまくいかなくなるため大脳皮質

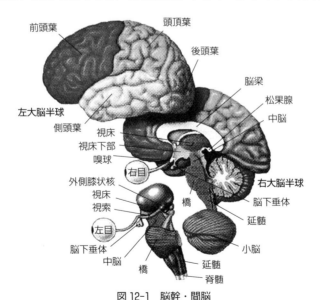

図12-1　脳幹・間脳

（出所）the Ontario Brain Injury Association（中島監訳 2010）

179

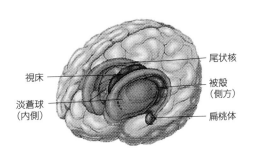

視床

淡蒼球
（内側）

尾状核

被殻
（側方）

扁桃体

図 12-2　基底核

（出所）the Ontario Brain Injury Association（中島監
訳 2010）

に正しい情報が伝わりにくくな
る。視床上部は嗅覚の中継を行
い，視床下部は摂食・性欲・睡
眠・体温調節・免疫調節・満腹
調整・覚醒などにかかわってい
る。

　脳の要である基底核（図12-
2）は，他の脳領域と広く神経
ネットワークを結んでいる。ブ
レーキのような役割で**運動の抑制**や開始にかかわっている。何度も繰り返され
る学習により恒常的な動きを獲得していく。

2-2　大脳辺縁系と前頭連合野

　情動脳に属する大脳辺縁系（図12-3）は，情動の表出・意欲・記憶・自律神
経活動にかかわる好き，嫌い，恐怖などの情動反応を司り，基底核と連携して
本能的欲求や行動にかかわっている。**育児，母子コミュニケーション**，遊びと
いった本能的行動は大脳辺縁系の発達によるものである。

　情動脳である大脳辺縁系における快か不快かという情動の変化は，神経ネッ
トワークから理性脳である前頭連合野に影響し，知的な判断や行動に影響を及
ぼしている。**快の情動**は前頭連合野を活性化し，**不快の情動**は逆に不活性化す
ることになる。つまり，大脳辺縁系は感情と知性の関係に大きくかかわってい
る。

2-3　大脳皮質（四つの脳葉）

　大脳皮質とは，大脳のうち表面を占める領域であり，五感を処理するために
大脳皮質は四つの脳葉（前頭葉・頭頂葉・側頭葉・後頭葉）に分化してきた（図
12-4）。前頭葉は四つの脳葉の中で最大で，意欲や興味の持続・高次な判断・
他の脳領域の調整役（とくに抑制）を，頭頂葉は運動や身体の感覚（体性感

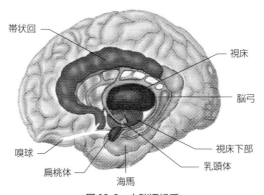

図 12-3　大脳辺縁系

（出所）the Ontario Brain Injury Association（中島監訳 2010）

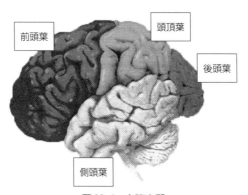

図 12-4　大脳皮質

（出所）the Ontario Brain Injury Association（中島監訳 2010）

覚）・空間認知を，側頭葉は聴覚・高次な視覚・言語・記憶を，後頭葉は視覚を担っている。

3　神経心理学的検査法

　神経心理学的検査には多くの検査が存在する。脳損傷による高次脳機能障害の評価を行う場合，代表的な検査にまず精通する必要がある。

3-1　知能検査（WAIS-Ⅳ，WISC-Ⅳ）

WAIS-Ⅳ

2008年，ウェクスラー成人知能検査第4版（Wechsler Intelligence Scale for Adult：WAIS-Ⅳ）が出版され，2018年，日本版 WAIS-Ⅳ刊行委員会によって日本版 WAIS-Ⅳが標準化された。WAIS-Ⅲまで引き継がれた VIQ（verbal intelligence quotient）と PIQ（performance intelligence quotient）が廃止され，言語理解指標（VCI），ワーキングメモリ指標（WMI），知覚推理指標（PRI），処理速度指標（PSI）の四つの群指標と FSIQ（full scale intelligence quotient）を基本検査で算出することになった。WAIS-Ⅲにあった下位検査は，基本検査と補助検査に分けられた。基本検査では，合成得点（FSIQ と四つの指標得点）を算出する。VCI は基本検査の「類似」「単語」「知識」と補助検査の「理解」，PRI は基本検査の「積木模様」「行列推理」「パズル」と補助検査の「バランス」「絵の完成」，WMI は「数唱」「算数」と補助検査の「語音整列」，PSI は基本検査の「記号探し」「符号」と補助検査「絵の抹消」で構成される。補助検査では臨床的情報が追加され，検査項目間のディスクレパンシーの比較検討ができる。WAIS-Ⅲにあった「組み合わせ」が削除され，「パズル」「バランス」「絵の抹消」が追加された。WAIS-Ⅳでは，FSIQ，VCI，WMI，PRI，PSI の五つの合成得点に加え，一般知的能力指標（general ability index：GAI）が補助の合成得点として含まれており，それらの適切な使用による解釈が求められる。GAI は，認知能力と他の認知機能の比較にもとづき相対的な強みと弱みを特定することを目的に開発された。WAIS-Ⅳの概要は表 12-1 に示した通りである。

　使用目的と特徴：WAIS-Ⅳは，15の下位検査（基本検査10，補助検査5）から成り，年齢適応範囲は16～90歳である。WAIS-Ⅳでは「積木模様」に一つ，「数唱」に六つ，「語音整列」に一つの**標準プロフィール得点**が得られる。プロセス得点（積木模様，数唱（順唱，逆唱，順唱の最長スパン，逆唱の最長スパン），語音整列の最長スパン）から被検者が解答を導き出すプロセスの細かい情報を得ることができ，特定の情報処理スタイルを評価することができる。FSIQ，

表 12-1　WAIS-Ⅳの概要

指標得点	全検査 IQ（FSIQ）			
	言語理解指標 （VCI）	ワーキングメモリ指標 （WMI）	知覚推理指標 （PRI）	処理速度指標 （PSI）
基本検査	類似 単語 知識	数唱 算数	積木模様 行列推理 パズル	記号探し 符号
補助検査	理解	語音整列（16〜69歳のみ）	バランス（16〜69歳のみ） 絵の完成	絵の抹消（16〜69歳のみ）

VCI，WMI，PRI，PSI は合成得点で示され，各合成得点は平均100，標準偏差値15となる。実施時間は90分程である。

WISC-Ⅳ

2003年，ウェクスラー児童用知能検査第4版（Wechsler Intelligence Scale for Children：WISC-Ⅳ）が出版され，日本でも2010年に標準化された。さらに精度の高い検査バッテリーとして様々な国で標準化が進んでいる。精度の高さとは，4因子構造（VCI，WMI，PRI，PSI）や分析（記憶とスピードを効率的に分類）に裏づけされた臨床的有意義な指標得点にある。また，新しく追加された下位検査（「絵の概念」「行列推理」）により因子構造の統合性が高まり臨床的・心理教育的診断に有用性が認められた。実施・報告の使用者責任と所見の書き方にも，以下の明確な規定がある。

①テスト・スタンダードに則って検査は使われなくてはならない。

②心理検査は十分な専門的研修を積んだ有資格者によって実施されなければならない。

③保護者に検査結果のプロフィールをコピーしてわたすことは原則認められない。

④学校で保管する検査結果資料は保護者にわたす報告書と同じである。

⑤基本的なプロフィール分析の方法に則る規定とも深く関係するため，①〜④については規定を順守することが求められる。

WISC-Ⅳの概要は表 12-2 に示した通りである。

表 12-2　WISC-Ⅳの概要

指標得点	全検査 IQ（FSIQ）			
	言語理解指標 （VCI）	ワーキングメモリ指標 （WMI）	知覚推理指標 （PRI）	処理速度指標 （PSI）
下位検査	類似 単語 理解	数唱 語音整列	積木模様 絵の概念 行列推理	符号 記号探し
補助検査	語の推理 知識	算数	絵の完成	絵の抹消

　使用目的と特徴：WISC-Ⅳは，15の下位検査（基本検査10，補助検査5）から成り，年齢適応範囲は5〜16歳である。知能指数（intelligence quotient：IQ）値範囲は40からとなり測定の質が高くなった。**流動性知能**を反映する課題となり，結晶性知能との得点差を観察・測定できるようになった。ワーキングメモリ要因と処理速度要因の統合性も明確となり，FSIQ 算出の寄与も高くなった。VCI と PRI を構成する六つの下位検査（「単語」「類似」「知識」「絵の概念」「積木模様」「行列推理」）は，**一般知能指標**（言語理解力，言語推理力）となり一般精神力の指標としても有用である。FSIQ，VCI，WMI，PRI，PSI は合成得点で示され，各合成得点は平均100，標準偏差値15となる。実施時間は90分程である。

3-2　注意機能検査（TMT-J，CAT・CAS）

TMT-J

　TMT-J（Trail Making Test-Japan）は，外傷性脳損傷による高次脳機能障害，軽度認知機能障害，軽度の認知症，前頭前野損傷者を対象に，注意集中・選択性注意・同時処理・注意の転換・ワーキングメモリ・空間的探索・処理速度・保続・衝動性などを総合的に測定できる。近年では**自動車運転の適性**に関する神経心理評価法として報告されている。

　使用目的と特徴：Part A（1〜25までの数字を順番に結ぶ）と Part B（数字と50音を交互に結ぶ）で構成される。処理速度（何秒かかったか）が重視され年齢

換算による評価である。検査者は眼の動きや先読みの状況を把握する必要がある。対象は20〜89歳までの成人である。実施時間は Part A と Part B で10分程である。

CAT・CAS

CAT・CAS 標準注意検査法・標準意欲評価法は，2006年，日本高次脳機能障害学会 Brain Function Test 委員会により，成人の脳損傷者対象の注意の障害や意欲・自発性の低下を臨床的，定量的に評価することを目的に開発された標準注意検査である。

使用目的と特徴：CAT は，① Span「数唱と視覚性スパン」，②抹消・検出検査「視覚性抹消課題」と「聴覚性検出課題」，③ Symbol Digit Modalities Test（SDMT），④記憶更新検査，⑤ Paced Auditory Serial Addition Test（PASAT），⑥上中下検査，⑦ Continuous Performance Test（CPT）の七つの下位検査で構成されている。CAS は，①面接による意欲評価スケール，②質問紙法による意欲評価スケール，③日常生活行動の意欲評価スケール，④自由時間の日常行動観察，⑤臨床的総合評価の五つの評価項目で構成されている。実施時間は60分程度である。

3-3　記憶機能検査（WMS-R，RBMT）

WMS-R

1945年ウェクスラー記憶検査（Wechsler Memory Scale：WMS）が刊行され，1987年改訂版 WMS-R となった。米国では1998年に WMS-Ⅲへと改訂されたが，日本版は待たれる状況にある。2001年に日本版 WMS-R（1987年改訂版の標準化）が杉下らにより刊行され現在まで使用されている。記憶障害は，一般的にはエピソード記憶の障害，つまり，最近個人が経験したエピソードの想起，あるいは新しい情報の学習が困難であることを意味する。WMS-R は，**ワーキングメモリ**と**エピソード記憶**の測定が中心であり，展望記憶・手続き記憶・意味記憶は含まれない。ワーキングメモリは，言語や空間課題の即時・短期記憶の想起のためのシステムであり，新しい情報の獲得（前向性記憶）に関係する。

エピソード記憶は，言語・視覚・聴覚課題の保持のための長期システムであり，以前に学習した情報（逆行性記憶）に関係する。ワーキングメモリは背外側前頭前野と関係があり，二重課題の遂行，つまり同時処理に関与する。エピソード記憶は内側側頭葉・間脳・前脳基底部・脳梁膨大部皮質と関係があり，注意力・想起方略・記憶そのものに関与する。記憶に問題をもつ人は，脳損傷のみならず，**急性期の心因性遁走，薬物，一過性てんかん健忘症**などでもエピソード記憶の障害が起こる。

　使用目的と特徴：WMS-R は五つの記憶の側面（「言語性検査」「視覚性検査」「一般的検査」「注意／集中」「遅延再生」）における記憶障害を測る検査である。13の下位検査（九つの検査課題と四つの遅延再生課題）から構成（表 12-3）され，年齢適応範囲は16〜74歳である。被検者の年齢に応じて，平均が100，標準偏差が15となるように標準化されている。WMS-R は軽度の記憶障害や社会復帰

表 12-3　WMS-R の下位検査・記憶指標・課題

	下位検査	記憶指標	課題
1	情報と見当識	―	本人の名前・年齢・日時など
2	精神統制	注意／集中	20〜1の数字の逆唱など
3	図形の記憶	視覚性記憶	同じ図形の選択（多くの図形の中）
4	論理的記憶Ⅰ	言語性記憶	物語再生
5	視覚性対連合Ⅰ	視覚性記憶	色と図形のセット記銘
6	言語性対連合Ⅰ	言語性記憶	有関係対語，無関係対語
7	視覚性再生Ⅰ	視覚性記憶	図形再生
8	数唱	注意／集中	数字の順唱・逆唱
9	視覚性記憶範囲	注意／集中	タッピング課題（同順序・逆順序）
10	論理的記憶Ⅱ	遅延再生	論理的記憶Ⅰの遅延再生
11	視覚性対連合Ⅱ	遅延再生	視覚性対連合Ⅰの遅延再生
12	言語性対連合Ⅱ	遅延再生	言語性対連合Ⅰの遅延再生
13	視覚性再生Ⅱ	遅延再生	視覚性再生Ⅰの遅延再生

（注）10〜13の遅延再生課題は前の検査の終了から30分以上経過後施行する。

を目指す人々には必須である。目指す職業によっては，記憶障害の特徴を把握し，代償手段の活用の訓練や職場環境の調整が必須となるからである。実施時間は60分程である。

RBMT

リバーミード行動記憶検査（Rivermead Behavioral Memory Test：RBMT）は，1985年にウィルソン（Wilson, B. A.）らにより開発された日常記憶検査である。2002年には日本版 RBMT が刊行された。ウィルソンは英国の心理学者で，様々な心理学を融合させた心理科学として脳損傷患者へのリハビリテーションの必要性を提唱し実践してきた。現在，欧米を中心に使用されている代表的な記憶検査は WMS-R と RBMT である。RBMT は，日常生活において記憶障害者が直面する問題はどこにあるのか，その問題はどのような記憶障害から起こるのか，どの程度の記憶障害であるのかなど，**日常記憶の評価を**可能にした検査である。

使用目的と特徴：RBMT は九つの下位検査（「姓名の記憶」「持ち物の記憶」「約束の記憶」「絵カードの記憶」「物語の記憶」「顔写真の記憶」「道順の記憶」「用件の記憶」「見当識」）から成るが，3分の1は**展望記憶課題**である。未来に実行することを意図した展望記憶は，記憶内容を保持し，適切なタイミングで自発的に想起することが求められる。この自発的に想起することが展望記憶の特徴の一つである。年齢適応範囲は成人である。標準プロフィール点（表

表 12-4　標準プロフィール点

0～9点：重度記憶障害・自立困難・介助必要
0～6点：病院や自宅でも迷う危険性がある。 7～9点：慣れれば院内で迷うことはなくなる。
10～16点：中等度記憶障害
11～14点：病識はあるが，記憶にムラがあるため自 　　　　己認識が不十分であり，家族やヘルパー 　　　　の介助が適当である。 15点：1人で通院・通学が可能になる。 16～17点：自らノートを見返し，繰り返されたこと 　　　　を積み重ねて記憶することが容易になる。
17～21点：ボーダーライン／軽度記憶障害
17点：1人で計画的に買い物ができる。 18点：復職を検討する。
22～24点：正常

（注）10点は中等度記憶障害，17点は軽度記憶障害と判定する。

表 12-5　カットオフ値

39歳以下	SS：7/8	SPS：19/20
40～59歳	SS：7/8	SPS：16/17
60歳以上	SS：5/6	SPS：15/16

☕**コラム　ヒトだけがエピソードを記憶できる**〰〰〰〰〰〰〰〰〰〰〰〰〰
　ヒト以外の動物，たとえばサルも記憶できる。花・リンゴ・バナナなどそのものがもつ意味や概念に関する意味記憶はサルにもある。しかし，物語を語れるのはヒトだけである。ヒトは，記憶をもっているだけでなく，特定の「エピソード」を思い出すことができる。授業中の先生と生徒の間のやりとりの印象，遠足に行ったときの情景，テニスを教えてくれた先輩など具体的なエピソードを記憶できる。しかも，ヒトは記憶の中を自由にタイムスリップでき，郷愁を誘う過去の細かい記憶を時系列に並べたり，未来を創造したりすることもできる。他にも，ヒトにしかできない特徴はあるだろう。
〰〰〰〰〰〰〰〰〰〰〰〰〰〰〰〰〰〰〰〰〰〰〰〰〰〰〰〰〰〰〰

12-4）により，日常生活の自立度が具体的に把握できることが特徴である。年齢によるカットオフ値（表12-5）が設定されている。実施時間は30分程度と簡便である。

3-4　遂行機能検査（BADS, KWCST）

BADS

　脳損傷後の日常生活や就労などで壁に突き当たる原因の多くが，**遂行機能の問題**である。日常生活や社会生活において，何らかの問題に遭遇した際，それを解決していくためには，①解決のための目標を設定する，②目標を達成するための計画を立てる，③効率的な行動をする，④計画を実行する，の四つの段階が必要である。①②は論理的な思考力，③④は実行力（行動力）が必要であり，思考力と実行力の制御には**前頭葉背外側**の働きが関与する。1996年，ウィルソンらは，知能指数（inteligence quotient：IQ）や，注意検査・記憶検査では判別されにくい計画性や常識的推理など，その患者独自の問題を見つけるために，遂行機能障害症候群行動評価として BADS（Behavioral Assessment of the Dysexecutive Syndrome）を開発した。2003年，鹿島の監訳により日本版が刊行された。

　脳損傷者の評価・治療・リハビリテーションなどの支援に携わる人々にとっては，日常生活場面での遂行機能の問題を考えておく必要がある。BADS は，様々な状況での**問題解決能力**を総合的に評価できる。認知過程のどこに問題が

あるのかを得点だけでなく，取り組み方，**誤反応**などから，発動性・抑制力・注意力・集中力・処理速度・正確性・思考力なども分析し，論理的思考力，まとめる力，多様な発想力などを評価する。

使用目的と特徴：BADSは，成人対象の検査で，カードや道具を使った6種類の検査（表12-6）と1つの質問紙から構成される。各下位検査は，0〜4点で評価され，全体の評価は各下位検査の評価点の合計（24点満点）で「総プロフィール得点」を算出する。総プロフィール得点は平均値100，標準偏差15の「標準化得点」で示され，40歳以下，41歳〜64歳，65歳〜87歳の3段階で「年齢補正した標準化得点」に換算される。結果は，「きわめて優秀」「優秀」「平均上」「平均」「平均下」「境界域」「障害あり」の7段階で評価される。実施時間は40分前後である。

表 12-6　BADS の検査（6種類）

検査1：規則変換カード検査	最初に提示した規則を次に変換することが要求される（注意や概念の変換課題）
検査2：行為計画検査	自らの行動を系列立てる計画力や自己監視が必要とされる
検査3：鍵探し検査	探し出すパターンによって採点項目が定められており，自らの行動計画と効果的に探し出す能力が必要である
検査4：時間判断検査	質問は日常的だが，明確な解は存在せず常識的な範囲で答えを推定する必要がある
検査5：動物園地図検査	第1施行は情報を組織化し計画する能力や自己監視力を，第2施行は指示に従って行動する能力を必要とする
検査6：修正6要素検査	自ら行動を計画し情報を組織化して系列立て，自己監視および修正する能力が必要である

KWCST

WCSTは，1948年，グラント（Grant, D. A.）とベルク（Berg, E. A.）によって，128枚のカードを用い前頭葉機能の注意や概念の転換などの機能を評価するための検査として開発された。1985年，鹿島らにより48枚のカード分類検査に改訂した，前頭葉症状である**行為の抑制障害**の評価（impaired verbal regulation：IVR）の新修正法として慶應版ウィスコンシンカードソーティングテスト（Wisconsin Card Sorting Test-Keio Version：KWCST）が開発された。KWCSTは**前頭葉背側部**に特化した検査である。

図 12-5　KWCST

使用目的と特徴：KWCST は，色・形・数の三つの分類カテゴリーでカードを分類することが被検者に求められる。48枚の反応カードには，赤・青・黄・緑の三角・星・十字・丸の図形が 1 ～ 4 個描かれている（図12-5）。KWCST は検査時間が短縮されているため被検者の負担が少ない。教示が 2 段階に準備され，第 2 段階の教示により前頭葉障害を評価できる。前頭葉障害の評価として，CA（達成カテゴリー），PEN（**ネルソン型の保続の誤り**），DMS（セットの維持困難），言語による行為の抑制障害（IVR）があり，どのような前頭葉障害が起こっているかを把握できる。実施時間は30分程である。

3-5　標準高次視知覚検査（VPTA）

VPTA（Visual Perception Test for Agnosia）は，日本失語症学会（現日本高次脳機能障害学会）により1997年に刊行され，2003年改訂版が発行された。成人対象の視覚失認，視空間失認を中心とした高次視知覚機能を包括的に把握できる検査である。視覚認知の分類には，みたものが構成できず何であるかわからない**統覚型失認**，みたものは構成できるが意味と結びつかず何であるかわからない**連合型失認**，さらに，みたものが部分的に認知できるが全体として統合できない**統合型失認**がある。統覚型は，**両側後頭内側面**（舌状回・鳥距溝周辺領域）の，連合型と統合型は，**左内側側頭後頭領域**（舌状回・紡錘状回・海馬傍回・下側頭回後部）の働きが関与する。

　使用目的と特徴：VPTA は，七つの項目「視知覚の基本機能」「物体・画像認知」「相貌認知」「色彩認知」「シンボル認知」「視空間の認知と操作」「地誌的見当識」から構成される。実施時間は60分程である。分割検査は可能であるが，検査開始から終了までの期間は原則 2 週間以内である。

❖考えてみよう
　神経心理学的検査を実施するうえで留意すべき 3 点について考えておこう。

・事前にカルテで何を確認すべきか（たとえば，既往歴やインテーク面接の際に得られるクライエントの情報など）。
・適切なテストバッテリーをどのように選べばよいか（1つの検査で得られる情報は限定的なため，それらを補完するようなテストバッテリーを考える）。
・被検者との信頼関係をどうやって築いていくか（検査場面での被検者の態度なども考慮し，わかりやすい言葉で丁寧に説明し，安心して検査を受けられるように配慮しよう）。

もっと深く，広く学びたい人への文献紹介

松田 修・飯干 紀代子・小海 宏之（編著）（2019）．公認心理師のための基礎から学ぶ神経心理学――理論からアセスメント・介入の実践例まで―― ミネルヴァ書房
　☞第1部「神経心理学の基礎をおさえる」，第2部「具体的な実践例から学ぶ」から構成され，わかりやすい解説である。
小海 宏之（2019）．神経心理学的アセスメント・ブック［第2版］ 金剛出版
　☞様々な神経心理学的検査の概論および高次脳機能との関連を含めた総合的な神経心理学的アセスメントの評価法について，臨床実践として理解しやすい。
ソールバーグ，M. M.・マティーア，C. A. 尾関 誠・上田 幸彦（監訳）（2012）．高次脳機能障害のための認知リハビリテーション――統合的な神経心理学的アプローチ―― 協同医書出版社
　☞注意・記憶・遂行機能・アウェアネスやコミュニケーションに問題のある人に対する評価・管理・介入，そして，支援への具体的な指針がわかる。

引用文献

益澤 秀明（2003）．脳外傷による高次脳機能障害――その特徴と見逃されやすいポイント―― *BRAIN and NERVE, 55*(11), 933-945.
中島 恵子（2017）．注意障害・遂行機能障害を改善させるには 前頭葉損傷のリハビリテーション *CLINICAL REHABILITATION, 26*(3), 256-263.
the Ontario Brain Injury Association 中島 恵子（監訳）（2010）．子どもたちの高次脳機能障害 三輪書店
Prigatano, G. P., Ogano, M., & Amakusa, B. (1997). A cross-cultural study on impaired self-awareness in Japanese patients with brain dysfunction. *Neuropsychiatry, Neuropsychology, and Behavioral Neurology, 10*(2), 135-143.

第13章　リハビリテーション
——高次脳機能障害の回復に向けての支援

柴 崎 光 世

　高次脳機能障害は心理学が対象とする「心」の働きの障害である。心の専門家である公認心理師は，基礎心理学と臨床心理学を統合した心理学の幅広い知識と技能を基盤としながら，対象者の高次脳機能障害の改善や地域社会への再統合を支援することが期待される。本章では，高次脳機能障害のリハビリテーションを主題として，脳の機能回復をもたらす神経基盤，各認知機能の訓練方法，効果測定の方法，社会復帰支援の概略を紹介する。

1　脳損傷後に生じる可塑的変化

　様々な原因により脳が損傷されると，身体の他の部分と同様に，自発的な機能回復（**自然回復**）が起こる。脳機能の自然回復は，運動や感覚といった低次の脳機能だけでなく，認知・記憶・言語などの高次の脳機能にまでおよぶ。この回復を支えるのが，脳が自らの構造や機能を柔軟かつ適応的に変化させようとする**脳の可塑性**である。

1-1　脳損傷後の機能回復

　脳機能障害の自然回復の程度は，脳損傷後の時間経過によって大きく影響される。原因疾患や機能障害の種類により違いはあるものの，多くの場合，損傷後の1か月から3か月で自然回復のピークを迎えた後，徐々に回復の程度は緩

やかになり，1年から2年で停滞しプラトー（高原）に達する（Benson & Ardila, 1996；Sohlberg & Mateer, 2001）。このような脳機能の回復を導く可塑的変化として重要視されるのが，脳損傷後に生じる**神経回路の再編**である。神経回路の再編は，個々の細胞レベルでは，損傷により変性した軸索に代わり，隣接する無傷の神経細胞からシナプス後細胞に軸索が伸ばされ，新たにシナプスが形成される**側枝発芽**を基盤とする（上野，2017）。そのため，損傷部近傍の残存の補償的役割が回路再編の鍵となるが，脳機能障害からの回復過程では，損傷と反対側の大脳半球が一時的に機能代償を担っていることも示唆されている（Saur et al., 2006）。神経回路の再構築は，時間経過に伴い動的に変化しながら実現されているとみられる。

1-2　機能回復に影響する要因

　脳機能の回復は，損傷時の年齢，知能・教育レベルといった対象者要因，受傷からの年数，損傷の広がりや重症度といった損傷要因，抑うつ，不安といった心理的要因など，種々の要因の影響を受ける（Sohlberg & Mateer, 2001）。これらに加え，**リハビリテーション**による系統的介入が，学習を基盤として神経回路の再編を促し，脳の機能回復に効果的に作用することはいうまでもない。ロバートソン（Robertson, 2009）は，リハビリテーションがもたらす脳の可塑的変化の生理機構として，細胞が同時に発火するとそれらの結合が強化されるとする**ヘッブの学習則**（ヘブ則；Hebb, 1949）を重視した。障害された機能では，それにかかわる神経回路を構成する複数の細胞間で離断が生じていると想定される。リハビリテーションにより，こうした神経回路が繰り返し刺激されると，これを構成する細胞の同時発火が反復され，これらの細胞間で新たなシナプス形成が生起・増強される。リハビリテーションによる介入は，全身状態の安定後，早期に開始することが推奨されるが（Robertson, 2009），受傷から1年以上が経ち，自然回復がほぼ生じないとされる慢性期の患者においても，リハビリテーションにより認知機能の改善を認めた症例が数多く存在する（たとえば柴崎・豊田，2014）。

2　高次脳機能障害のリハビリテーション

　高次脳機能障害のリハビリテーションは**認知リハビリテーション**（認知リハ），あるいは神経心理学的リハビリテーションと呼ばれる。認知リハの技法は，①障害された機能を刺激する訓練課題を繰り返し実施する**直接刺激法**，②障害された機能を代償する内的方略や外的補助の利用を促す**補償訓練**，③学習理論にもとづき行動修正や情動制御を試みる**行動療法的アプローチ**，④統合された治療環境のもと，患者の全人的な機能回復を目指す**包括的アプローチ**，など多岐にわたる。

2-1　認知障害のリハビリテーション

　注意・記憶・言語・遂行機能といった個々の認知障害を対象とした介入では，主として直接刺激法や内的・外的補償訓練が用いられる。

注意障害

①汎性的注意障害　注意の維持や制御にかかわる汎性的注意の障害に対する認知リハでは，ソールバーグとマティーア（Sohlberg & Mateer, 2001）が開発した**注意過程訓練**（attention process training：APT）が広く活用されている。APT は，持続的注意・選択的注意・転換的注意・分割的注意など，注意の様々な機能を標的とした難易度の異なる階層的な訓練課題によって構成されており，対象となる注意機能を直接的に刺激する訓練課題を，徐々に難易度を上げながら繰り返し実施する。最新版の APT-3 では，より効果的に訓練を進めるために，自身の障害への気づきを患者に促す**メタ認知方略**が導入された。一方，注意障害者に特徴的な情報処理の遅れに対しては，時間制限がある事態での行動制御を内的方略により促進させる**タイムプレッシャー法**が有効である（Fasotti, Kovacs, Eling, & Brouwer, 2000）。この他に，注意の集中を促す内的な自己教示を利用する**自己教示法**，注意を妨げる環境内の妨害物（distractor）を排除する**環境調整**などによる介入も行われる。

②半側空間無視　半側空間無視の認知リハでは，無視側に呈示された視覚刺激に対し，意図的に注意を向けさせる**視覚的走査訓練**が頻繁に実施される。訓練では，視覚的抹消課題，図形の模写，文字の音読などが訓練課題として用いられるが，重症例の場合は，無視側への注意を増強するために，刺激図版の左端に赤線を引くなどして手がかり刺激を呈示し，課題に取り組む前にまず手がかり刺激に注意を向けさせるアンカーリング法を適用するとよい（Diller & Weinberg, 1977）。また，患者が視覚的走査を行っているときに，無視側の上肢を動かしたり，無視側の上肢に電気刺激などの触覚刺激を与えたりすると，無視症状が軽減する（Polanowska, Seniów, Paprot, Leśniak, & Członkowska, 2009；Robertson & North, 1992）。このような効果をもたらす機序については明らかでないが，無視側の上肢の運動やこれに対する触覚刺激が，対側の運動経路や体性感覚経路を賦活させ，それに伴って近接する空間的注意ネットワークが間接的に活性化することが影響しているようである（e.g. Polanowska et al., 2009）。さらに，空間的注意は持続的注意とも脳内の神経回路が近接しており，両者には強い結びつきがある（Robertson, Mattingley, Rorden, & Driver, 1998）。このため，半側空間無視患者の中には持続的注意障害をもつ者が少なくなく，こうした患者に対しては，自己教示や外的刺激により患者の持続的注意に働きかけることを通して，無視症状の改善を図ることも効果的と思われる。

記憶障害

記憶障害の認知リハでは，記憶機能を内的・外的に代償する補償訓練が主流である。このうち内的補償訓練では，体制化や視覚イメージ法[1][2]といった伝統的な記憶術に加え，最初の文字を手がかりとして覚える初頭文字手がかり法，談話のようなまとまりをもった情報を一定手順で覚える PQRST 法（preview, question, read, self-recite and test；Glasgow, Zeiss, Barrera, & Lewinsohn, 1977）が

➡1　記憶すべき複数の項目をある枠組みにあてはめ，組織化して覚える記憶方略。
➡2　視覚イメージを利用した記憶方略。馴染みのある場所をイメージし，その中の特定箇所に記憶すべき項目を配置して覚える場所法や，想起手がかりとなるキーワードをイメージして覚えるキーワード法などがある。

用いられる。ただ，重度健忘症者では，このような内的方略の学習や維持が難しいため，代わりに**記憶エイド**を利用した外的補償訓練が推奨される。記憶エイドは，メモリノートや日記といったローテクノロジーのものから，ボイスレコーダー，パソコン，スマートフォンといった電子機器まで幅広く，患者の記憶障害のタイプや重症度，ニーズに合わせて適切なものが選択される。症例が重度であるほど，行動を促すリマインダーを自動的に与える電子機器の使用を検討したほうがよい。

　一方，ワーキングメモリや特定カテゴリーの知識，人の名前といった領域特異的な知識の獲得においては，直接刺激法による認知リハが一定の成果をあげている。とくに，領域特異的な知識の獲得に関しては，手がかりを段階的に減らしていく**手がかり漸減法**，誤反応が潜在記憶として残ることを避けるために，患者の反応前につねに正答を与えながら学習を進める**誤りなし学習**（errorless learning），同一の質問を時間間隔を徐々に空けて繰り返すことにより，知識を定着させる**間隔反復**（spaced retrieval）などの技法と組み合わせると効果が増すとみられる。

言語障害

　言語の機能回復訓練は言語聴覚士を中心に行われる。訓練では，他の高次脳機能障害の場合と同様に，言語機能に直接働きかける直接刺激法や，言語機能の代償方略の使用を確立させる補償訓練が，様々な技法を駆使しながら実施される。近年は，言語障害の発現機序に関する詳細な分析を経て，障害された言語過程を集中的に刺激する認知神経心理学的アプローチがとられることも多い。また，実際の会話場面に則したより実用的なコミュニケーションスキルの獲得をねらいとして，PACE（promoting aphasics' communicative effectiveness）やグループ訓練が取り入れられることがある。

遂行機能障害

　ここでは，目標管理・プランニング・認知的構えの転換・反応抑制といった遂行機能の認知的側面を標的とした認知リハについて説明する。この領域の認知リハでは，上記の認知機能の全般的向上を目指す**問題解決訓練**と，遂行機能

を構成する特定の認知機能の改善に焦点を絞った個別的な介入の二つに大別される。前者については，フォン・クラモンらの問題解決訓練が代表的である（von Cramon, Matthes-von Cramon, & Mai, 1991）。この訓練では，問題解決場面で患者が衝動的にふるまうことを避け，効果的に行動することを促すために，問題への気づき，問題解決に有益な情報の選定，複数の解決法の立案など，問題解決に至る各認知過程で生じる個々の課題に時間をかけて取り組みながら，段階的に問題を解決する内的方略を教授する。後者については，まず，目標の

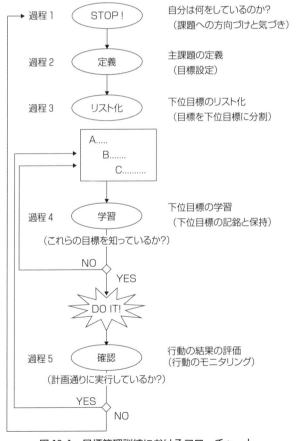

図 13-1　目標管理訓練におけるフローチャート

（出所）Levine et al.（2000）をもとに筆者作成。

設定と維持の障害に対する介入として**目標管理訓練**がある（Levine et al., 2000）。この訓練は図 13-1 に示す五つの下位過程により構成され，各過程で要求される認知機能を誤りなし学習や手がかり漸減法を利用しながら段階的に訓練する。目標管理訓練はいくつかの下位過程を問題解決訓練と共有していることから，両者を組み合わせた認知リハも実施される。次に，プランニングへの介入では，プランニング課題の実行手順を逐次言語化し，外言または内言によって自己教示させる自己教示法や，問題解決のための手順を同様の場面における自身の体験をもとに立案させる内的方略が用いられる。朝の身支度や調理などの日常的な課題では，動作の手順を示したり，個々の手順の実行状況のモニタリングを視覚的・聴覚的手がかりによって促進させる外的補助の導入も効果的である。また，認知的構えの転換や反応抑制を対象とした認知リハでは，これらの機能が要求される実験心理学的な課題を使用した反復訓練が実施される（詳しくは柴崎，2012；2014を参照）。

2-2　情動・社会的行動障害のリハビリテーション

　脳損傷後に生じる情動障害や社会的行動障害は，医学的治療や機能回復訓練を阻害するだけでなく，患者の社会適応の大きな障壁となる。これらの障害についても必要に応じて介入を試みていく。

情動障害

　情動障害の認知リハは，情動認知への介入と情動制御への介入の二つに分類される。このうち，情動認知については，表情やしぐさ，声の抑揚などの非言語的な手がかりが示された写真・音声・動画を呈示し，対象人物の感情を推測させる情動認知訓練が実施される。介入に際しては，誤りなし学習による認知スキルの再獲得に加え，喜びや悲しみといった特定の情動が表出されやすい顔・身体の部位に注意を向けさせる注意方略や，特定の情動をあらわす表情や身体動作を繰り返し表出させる情動表出法などが利用される（e.g. Bornhofen & McDonald, 2008）。他方，情動制御に関しては，怒りの制御を目的とした**認知行動療法**による介入が効果をあげている（Medd & Tate, 2000；Walker et al., 2010）。

訓練は，①脳損傷の心身に対する影響や怒りの制御障害の発現機序に関する**心理教育**，②自身の怒りに対する気づきの促進，③リラクゼーション，自己教示，気ぞらしなどの手法を用いた怒りの制御訓練，の3段階から構成され，訓練で獲得したスキルの日常場面での定着を図るために，ホームワークが活用される。高次脳機能障害者は，情動障害に加えて，注意障害や記憶障害など他の認知障害をあわせもつことが多い。こうした患者に認知行動療法を適用する際には，訓練時間を短くする，教示を単純化する，ハンドアウトや録音機器などの記憶エイドを導入するなどして，患者の特性に配慮した訓練計画を立てる必要がある。

社会的行動障害

　社会的行動障害の認知リハは，会話の妨げ・叫び声・攻撃行動などの陽性症状を対象とするものと，自発性や動機づけの低下といった陰性症状を対象とするものの2種類がある。前者については，患者の問題行動の修正を目指して，行動療法による介入や**自己モニタリング訓練**が実施される。行動療法で用いられる手法は，飽和法・レスポンスコスト・タイムアウト法など多種多様であるが（柴崎，2012を参照），近年は，問題行動を引き起こす状況を回避することによって，問題行動の発現を未然に防ぎ，望ましい行動が生起しやすい環境を整える予防的アプローチ（positive behavioral support：PBS）にも関心が高まっている。また，自己モニタリング訓練では，ノートやカウンターを用いて問題行動の生起頻度を患者に記録させたり，問題行動を撮影したビデオをフィードバックしながら，行動障害に対する気づきと自己制御を促進させていく。後者に関しては，チェックリストや電子機器によるプロンプトを手がかりとしつつ，自発的行動を段階的に形成する外的補償訓練が試みられる。患者が理想とする自己の状況と現在の状況との不一致への気づきを促すとともに，自己効力感を支援する動機づけ面接が実施される場合もある（Lane-Brown & Tate, 2010）。

2-3　包括的リハビリテーション

　包括的リハビリテーション（包括リハ）の主題は，障害への気づきの促進，

認知障害の軽減，補償方略の発展，職業カウンセリングである（Wilson & Betteridge, 2019）。日々のセッションでは，これらを目的として構造化された訓練プログラムが個人およびグループを対象に提供される。プログラムの導入では，脳損傷後遺症に対する理解を促すための心理教育も実施される。ウィルソンら（Wilson & Betteridge, 2019）は，包括リハの中核要素として次の六つを提唱した。①自身の障害を安心して語ることができ，失敗を恐れずに訓練に取り組める治療環境の提供，②個人の生活にとって意味のある実際的な目標設定，③プログラムに携わるすべての人との理解の共有，④情動的問題を支援するための心理療法の適用，⑤補償方略の開発と活用，⑥家族との密な協働である。一般に，包括リハはリハビリテーション期間が長く，多数の専門スタッフがかかわるので，費用や人材確保の側面が難点となるが，患者の認知的・社会的機能や日常生活，さらには介護者の心理的負担といった広範な領域にポジティブな影響をもたらすとされる（Cicerone et al., 2019）。

2-4　リハビリテーション効果の測定

　認知リハを効果的に進めるためには，介入による効果を定期的に評価し，その結果に応じて訓練計画を適宜修正していくことが欠かせない。高次脳機能障害の臨床で効果測定によく利用されるのが，介入の前後に実施した評価測度の結果の変化をもとに訓練効果を検討する**事前事後比較**である。この際，評価測度に何を選ぶのかがきわめて重要で，訓練の標的となる認知機能を的確に測定可能な妥当性の高い指標を選択する必要がある。また，他の認知機能や日常場面での行動に関する指標を評価測度に加えると，訓練効果の般化について検討できる。さらに，介入の事前・事後評価に加え，介入終了から一定期間後にフォローアップ評価を実施すると，訓練効果の維持を確認できる。最近は，脳活動指標を評価測度に取り入れる試みも増えている（たとえば柴崎，2014）。ただ，単一事例や，訓練を実施した介入群のみに対して事前事後比較を行うときには，自然回復や学習による影響など，反復測定により生じる問題を考慮して結果を解釈する必要がある。実際の治療場面では難しいケースが多いが，研究におい

ては，介入群とは別に介入を行わない統制群を設定し，介入の前後に実施した各評価測度の結果を**群間比較**すると，この種の問題をある程度回避できる。一方，問題行動の修正や適応的行動の形成を図る場合には，**応用行動分析**の領域で用いられる実験デザインを適用した効果測定が有用である。応用行動分析は，スキナーの学習理論を臨床・教育場面でみられる問題行動の改善のために応用するもので，その効果について検討するために AB デザインや多層ベースラインデザインなどの様々な実験デザインが利用される。

3　地域社会への復帰を目指して

　脳損傷後の自然回復や認知リハ的な介入を経て認知機能がある程度改善し，症状が安定してくると，家庭復帰や職場復帰など，患者の特性に応じた**地域社会への再統合**に支援の主眼が移っていく。

3-1　社会復帰支援

　高次脳機能障害者に対する社会復帰支援として，患者の自立した日常生活や社会活動を支援する**生活訓練**，就労準備や復職を支援する**就労支援**，若年層の場合は学校復帰を支援する**復学支援**がある。社会復帰を目指す段階における認知リハ的な介入としては，生活訓練ではスケジュール管理や金銭・服薬管理の支援，ソーシャルスキル訓練などを行う。就労支援および復学支援では，職場や学校での活動を想定した注意・記憶訓練や，その他の特定領域におけるスキルの獲得など，日常生活や社会的場面に直結したより実際的な認知スキルの修得を目指す訓練が必要とされる。また，患者の社会復帰に際しては，医療・福祉・労働・教育・地域の**他領域・他職種での連携**が基本となる。こうした中，公認心理師は他職種による支援を円滑化するため，患者の高次脳機能障害の特徴やそれに対する対応の仕方などについて適宜情報提供していくことが期待される。さらに，患者の自宅や職場，学校に直接出向き，障害特性に応じて環境調整を行ったり，家族やジョブコーチなど個々の現場における支援者と協働を

図ったりする**アウトリーチ型**の支援も，積極的に取り入れていく必要があろう。

3-2　社会資源の活用

　高次脳機能障害者は，医療費負担や就労の困難さによって経済的に不利な状況におかれやすい。また，日常生活を安全に送るうえで日常生活動作や外出時の援助が欠かせない対象者も数多く含まれる。このような問題を抱えつつ，高次脳機能障害者が地域への再統合を果たし，それを維持していくためには，経済的支援や生活支援を提供する諸制度（障害者手帳，介護保険，障害者総合支援法など），あるいは民間事業所による福祉サービスの適切な活用が不可欠となる。公認心理師が，地域社会に復帰した高次脳機能障害者の認知的・行動的パフォーマンスを継続的に支援するにあたっては，個々の対象者が安定した生活基盤を有することが大前提となる。このことを念頭におきながら，状況に応じて患者にとって有益な**社会資源**について紹介できるよう，地域の高次脳機能障害者が利用可能な社会資源につねに意識を向け，情報収集を行うことが望まれる。

❖考えてみよう

　読者のかたには，公認心理師の職域の一つに高次脳機能障害の臨床があることをぜひ意識してほしい。そして，高次脳機能障害のリハビリテーションの現場において，公認心理師がどのように専門性を活かすことができるのか，当該領域における公認心理師の強みは何かを，心理学の様々な視点から考えてほしい。

📖もっと深く，広く学びたい人への文献紹介
　山田 規畝子（2011）．壊れた脳も学習する　KADOKAWA
　　　☞元整形外科医で高次脳機能障害者である著者が，自身が体験した高次脳機能障害やその回復過程を，当事者の視点と医師の視点の両方からわかりやすく説明している。高次脳機能障害のリハビリテーションで何をすべきかを考えさせられる。
　ソールバーグ，M. M.・マティーア，C. A.　尾関 誠・上田 幸彦（監訳）（2012）．高次脳機能障害のための認知リハビリテーション——統合的な神経心理学的アプローチ——　協同医書出版社

☞本文中で紹介した Sohlberg & Mateer（2001）. *Cognitive rehabilitation: An integrative neuropsychological approach.*の翻訳書。認知リハの基礎から実践まで幅広くかつ詳細に記されている。臨床家が認知リハを実践する際の指針となるであろう。

引用文献

Benson, D. F., & Ardila, A.（1996）. *Aphasia: A clinical perspective.* New York: Oxford University Press.

Bornhofen, C., & McDonald, S.（2008）. Treating deficits in emotion perception following traumatic brain injury. *Neuropsychological Rehabilitation, 18*(1), 22-44.

Cicerone, K. D., Goldin, Y. G., Ganci, K., Rosenbaum, A., Wethe, J. V., Langenbahn, D. M., … Harley, J. P.（2019）. Evidence-based cognitive rehabilitation: Systematic review of the literature from 2009 through 2014. *Archives of Physical Medicine and Rehabilitation, 100*(8), 1515-1533.

von Cramon, D. Y., Matthes-von Cramon, G., & Mai, N.（1991）. Problem-solving deficits in brain injured patients: A therapeutic approach. *Neuropsychological Rehabilitation, 1*(1), 45-64.

Diller, L., & Weinberg, J.（1977）. Hemi-inattention in rehabilitation: The evolution of a rational rehabilitation programme. In E. A. Weinstein, & R. P. Friedland (Eds.), *Advances in Neurology, Vol. 18* (pp. 63-82). New York: Raven Press.

Fasotti, L., Kovacs, F., Eling, P. A. T. M., & Brouwer, W. H.（2000）. Time pressure management as a compensatory strategy training after closed head injury. *Neuropsychological Rehabilitation, 10*(1), 47-65.

Glasgow, R. E., Zeiss, R. A., Barrera, M., & Lewinsohn, P.（1977）. Case studies on remediating memory deficits in brain-damaged individuals. *Journal of Clinical Psychology, 33,* 1049-1054.

Hebb, D. O.（1949）. *The organization of behavior: A neuropsychological theory.* New York: Wiley.

Lane-Brown, A., & Tate, R.（2010）. Evaluation of an intervention for apathy after traumatic brain injury: A multiple-baseline, single-case experimental design. *Journal of Head Trauma Rehabilitation, 25*(6), 459-469.

Levine, B., Robertson, I. H., Clare, L., Carter, G., Hong, J., Wilson, B. A., … Stuss, D. T.（2000）. Rehabilitation of executive functioning: An experimental-clinical validation of goal management training. *Journal of the International Neuropsychological Society, 6*(3), 299-312.

Medd, J., & Tate, R. L.（2000）. Evaluation of an anger management therapy program following acquired brain injury: A preliminary study. *Neuropsychological Rehabilitation, 10*(2), 185-201.

Polanowska, K., Senión, J., Paprot, E., Leśniak, M., & Członkowska, A. (2009). Left-hand somatosensory stimulation combined with visual scanning training in rehabilitation for post-stroke hemineglect: A randomised, double-blind study. *Neuropsychological Rehabilitation, 19*(3), 364-382.

Robertson, I. H. (2009). The neural basis for a theory of cognitive rehabilitation. In P. W. Halligan, & D. T. Wade (Eds.), *Effectiveness of cognitive rehabilitation for cognitive deficits* (pp. 281-291). Oxford: Oxford University Press.

Robertson, I. H., Mattingley, J. B., Rorden, C., & Driver, J. (1998). Phasic alerting of neglect patients overcomes their spatial deficit in visual awareness. *Nature, 395*, 169-172.

Robertson, I. H., & North, N. (1992). Spatio-motor cueing in unilateral neglect: The role of hemispace, hand and motor activation. *Neuropsychologia, 30*(6), 553-563.

Saur, D., Lange, R., Baumgaertner, A., Schraknepper, V., Willmes, K., Rijntjes, M., & Weiller, C. (2006). Dynamics of language reorganization after stroke. *Brain, 129*, 1371-1384.

柴崎 光世 (2012). 前頭葉機能障害の認知リハビリテーション　明星大学心理学年報, *30*, 23-40.

柴崎 光世 (2014). 反応抑制障害の認知リハビリテーション――近赤外分光法による検討――　認知リハビリテーション, *19*(1), 50-61.

柴崎 光世・豊田 元子 (2014). 慢性期前頭葉損傷者を対象とした発動性障害の認知リハビリテーション――実験心理学的課題を用いた反復訓練によるアプローチ――　言語聴覚研究, *11*(1), 36-47.

Sohlberg, M. M., & Mateer, C. A. (2001). *Cognitive rehabilitation: An integrative neuropsychological approach*. New York: Guilford Press.

上野 将紀 (2017). 障害による神経回路の再編と機能の回復　領域融合レビュー, *6*, 1-10.

Walker, A. J., Nott, M. T., Doyle, M., Onus, M., McCarthy, K., & Baguley, I. J. (2010). Effectiveness of a group anger management program after severe traumatic brain injury. *Brain Injury, 24*(3), 517-524.

Wilson, B. A., & Betteridge, S. (2019). *Essentials of neuropsychological rehabilitation*. New York: Guilford Press.

索　引

《監修者紹介》

川畑直人（かわばた　なおと）

京都大学大学院教育学研究科博士後期課程中退　博士（教育学）

William Alanson White Institute, Psychoanalytic Training Program 卒業

公認心理師カリキュラム等検討会構成員，同ワーキングチーム構成員

公認心理師養成機関連盟　理事・事務局長

現　在　京都文教大学臨床心理学部　教授　公認心理師・臨床心理士

主　著　『対人関係精神分析の心理臨床』（監修・共著）誠信書房，2019年

　　　　『臨床心理学——心の専門家の教育と心の支援』（共著）培風館，2009年　ほか

大島　剛（おおしま　つよし）

京都大学大学院教育学研究科修士課程修了　修士（教育学）

17年間の児童相談所心理判定員を経て現職

現　在　神戸親和女子大学文学部　教授　公認心理師・臨床心理士

主　著　『発達相談と新版 K 式発達検査——子ども・家族支援に役立つ知恵と工夫』（共著）明石書店，2013年

　　　　『臨床心理検査バッテリーの実際』（共著）遠見書房，2015年　ほか

郷式　徹（ごうしき　とおる）

京都大学大学院教育学研究科博士後期課程修了　博士（教育学）

現　在　龍谷大学文学部　教授　学校心理士

主　著　『幼児期の自己理解の発達——3歳児はなぜ自分の誤った信念を思い出せないのか？』（単著）ナカニシヤ出版，2005年

　　　　『心の理論——第2世代の研究へ』（共編著）新曜社，2016年　ほか

《編著者紹介》

中島恵子（なかしま　けいこ）

日本女子大学大学院家政学研究科児童学専攻修士修了　博士（健康科学）

東京都医学研究機構東京都神経科学総合研究所客員研究員，九州ルーテル学院大学心理臨床学科教授，帝京平成大学大学院臨床心理学研究科教授を経て現職

現　在　京都文教大学臨床心理学部　教授　同大学産業メンタルヘルス研究所　所長　高輪こころのクリニック高次脳機能研究所代表　公認心理師・臨床神経心理士

主　著　『理解できる高次脳機能障害』（単著）三輪書店，2009

　　　　『子どもたちの高次脳機能障害——理解と対応』（監訳）三輪書店，2010

　　　　『子どもの脳と心の発達トレーニング』（単著）保育社，2014

矢島潤平（やじま　じゅんぺい）

久留米大学大学院比較文化研究科後期博士課程心理学系満期退学　博士（心理学）

日本公認心理師養成機関連盟　理事

現　在　別府大学文学部　教授　公認心理師・臨床心理士

主　著　『Cross-cultural Perspectives on Well-Being and Sustainability in Organizations』（共著）Springer，2022年

　　　　『ストレス・疲労のセンシングとその評価技術』（共著）技術情報協会，2019年　ほか

《執筆者紹介》

中島恵子（なかしま　けいこ）編者，序章，第10章，第12章
　京都文教大学臨床心理学部　教授　博士（健康科学）　公認心理師・臨床神経心理士

矢島潤平（やじま　じゅんぺい）編者，序章，第6章，第9章
　別府大学文学部　教授　博士（心理学）　公認心理師・臨床心理士

松永昌宏（まつなが　まさひろ）第1章
　愛知医科大学医学部衛生学講座　講師　博士（学術）

髙瀬堅吉（たかせ　けんきち）第2章
　中央大学文学部　教授　博士（行動科学）　公認心理師

岡村尚昌（おかむら　ひさよし）第3章
　久留米大学文学部　准教授　博士（医学，心理学）　公認心理師・臨床心理士

外山浩之（とやま　ひろゆき）第4章
　ヘルシンキ大学教育学部　研究員　博士（心理学）　公認心理師

山川香織（やまかわ　かおり）第5章
　東海学園大学心理学部　准教授　博士（心理学）

三原健吾（みはら　けんご）トピックス
　九州龍谷短期大学　講師　博士（心理学）　公認心理師・臨床心理士

田山　淳（たやま　じゅん）第7章
　早稲田大学人間科学学術院　教授　博士（障害科学）　公認心理師・臨床心理士

堀内　聡（ほりうち　さとし）第8章
　比治山大学現代文化学部　准教授　博士（心理学）　公認心理師・臨床心理士

田中豪一（たなか　ごういち）第9章
　元札幌医科大学医療人育成センター　准教授　学術博士

橋本優花里（はしもと　ゆかり）第11章
　長崎県立大学地域創造学部　教授　博士（心理学）　公認心理師・言語聴覚士・臨床心理士

柴崎光世（しばさき　みつよ）第13章
　明星大学心理学部　教授　博士（心理学）　公認心理師・言語聴覚士

公認心理師の基本を学ぶテキスト⑩

神経・生理心理学
——脳から心を理解する——

2022年12月1日　初版第1刷発行　　　　　　　　〈検印省略〉

定価はカバーに
表示しています

監 修 者	川	畑	直	人
	大	島		剛
	郷	式		徹
編 著 者	中	島	恵	子
	矢	島	潤	平
発 行 者	杉	田	啓	三
印 刷 者	田	中	雅	博

発行所　株式会社　ミネルヴァ書房

607-8494　京都市山科区日ノ岡堤谷町1
電話代表　(075)581-5191
振替口座　01020-0-8076

創栄図書印刷・藤沢製本

ISBN978-4-623-08711-2
Printed in Japan

公認心理師の基本を学ぶテキスト

川畑直人・大島　剛・郷式　徹 監修
全23巻
Ａ５判・並製・各巻平均220頁・各巻予価2200円（税別）・＊は既刊

ミネルヴァ書房
https://www.minervashobo.co.jp/